新时代·教育新方法

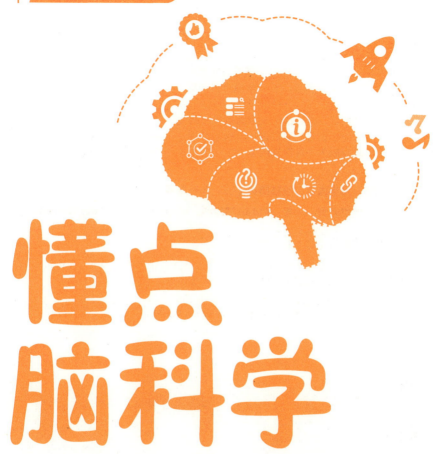

懂点脑科学

让学习轻松高效

余琴 ◎ 著

清华大学出版社
北京

内 容 简 介

孩子缺乏学习兴趣，写作业拖拉，专注力差，沉迷手机游戏，害怕考试，成绩下滑……这些让家长们头疼的问题，靠拼命刷题刻苦努力还是无法解决，长此以往孩子也会产生厌学情绪。这些问题只是表象，其根源在于，孩子缺乏学习动力和科学的学习方法，学习的"脑"和"心"没有被调动起来。

本书是余琴老师十几年的家庭教育实践经验总结，通过34个脑科学知识原理和37个亲子练习，把最前沿的脑科学原理和心理学理论与落地实用的教育方法和典型案例紧密结合起来，让家长学会用科学的方法帮助孩子高效记忆，提升专注力，转化负面情绪，告别拖延，助力孩子成为高效学习的优等生！

当家长掌握了教育的底层逻辑，孩子掌握了科学的学习方法，学习效果就会事半功倍，学习就会成为一件快乐的事情！

本书封面贴有清华大学出版社防伪标签，无标签者不得销售。

版权所有，侵权必究。举报：010-62782989，beiqinquan@tup.tsinghua.edu.cn。

图书在版编目（CIP）数据

懂点脑科学：让学习轻松高效 / 余琴著. --北京：清华大学出版社，2025.4.（2025.6重印）(新时代·教育新方法). --ISBN 978-7-302-68678-1

Ⅰ. R338.2；G442

中国国家版本馆 CIP 数据核字第 2025C0D564 号

责任编辑：刘　洋
封面设计：徐　超
版式设计：张　姿
责任校对：王荣静
责任印制：沈　露

出版发行：清华大学出版社
　　　　网　　址：https://www.tup.com.cn，https://www.wqxuetang.com
　　　　地　　址：北京清华大学学研大厦 A 座　　邮　编：100084
　　　　社 总 机：010-83470000　　邮　购：010-62786544
　　　　投稿与读者服务：010-62776969，c-service@tup.tsinghua.edu.cn
　　　　质 量 反 馈：010-62772015，zhiliang@tup.tsinghua.edu.cn
印 装 者：三河市科茂嘉荣印务有限公司
经　　销：全国新华书店
开　　本：148mm×210mm　　**印　张**：8.875　　**字　数**：224 千字
版　　次：2025 年 6 月第 1 版　　**印　次**：2025 年 6 月第 2 次印刷
定　　价：69.00 元

产品编号：106737-01

推荐语
RECOMMENDATION

《懂点脑科学：让学习轻松高效》通过脑科学的视角，为我们揭开了学习的神秘面纱。它不仅提供了科学的学习策略，还教会我们如何运用大脑的自然规律，使学习变得更有成效。这是一本值得一读再读的好书。

——慧育家创始人、樊登读书《创业式成长》讲师　桂智伟

"工欲善其事，必先利其器。"我要给所有学习者推荐余琴老师的《懂点脑科学：让学习轻松高效》。作者用通俗易懂的语言，破除"努力却低效"的学习迷思。将实验室成果转化为可实操的高效学习策略，助你科学用脑，事半功倍。请翻开本书，让知识真正"长"进大脑！

——独立投资人、《无限可能》作者　李海峰

余老师深耕家庭教育，以海马体、多巴胺、内啡肽等脑科学内容为钥匙，解锁"记忆密码""快乐学习法""心流养成术"，让孩子从"逼着学"到"抢着学"。书中没有晦涩理论，只有家长一学就会的实操指南。翻开它，用科学为孩子成长按下加速键，让学习高效又快乐！

——创课工坊创始人、《个人经验萃取》等畅销书作者　罗依芬

《懂点脑科学：让学习轻松高效》是每个学习者的必备指南！它用通俗易懂的语言，将复杂的脑科学转化为实用的学习策略，解析高效学习

的底层逻辑，让学习像玩游戏一样上瘾。从此告别低效努力，让孩子在快乐中掌握知识，开启高效学习的新篇章！

——《新媒体写作：从提笔就怕到成就IP》作者、十点读书签约作者　赵博平

《懂点脑科学：让学习轻松高效》是一本融合"脑科学"与"学习"的佳作，它深入浅出地解析了大脑运作机制，为学习者提供了科学高效的学习策略，而且实操性非常强。通过阅读本书，家长和孩子将掌握让学习变得更轻松的秘诀，快乐中学习。

——《不急不吼，让孩子自主学习》作者　何小英

妈妈懂点脑科学，孩子学习更轻松。鱼儿老师的这本书，用通俗易懂的语言讲述了脑科学的原理，并结合诸多简单易操作的方法，例如可视化的鼓励树、情绪收纳瓶、吃饺子游戏、制作惯例表……让每位妈妈都能看得懂，学得会，用得上，轻松解决了孩子出现的各种问题，这本书值得每一位妈妈拥有。

——儿童学习力专家、亲子畅销书作家、"清华状元好习惯"创始人　魏华

还在为学习发愁吗？余琴的新书是你专属的"快乐学习秘籍"。它从破解学科难点，到调节备考心态，全是实用招。拒绝枯燥，用趣味案例与便捷技巧，把学习从苦差变为趣事。照它说的做，你也能快乐学习，成绩一路开挂！

——《费曼学习法》作者　写书哥

孩子学习有困难，不是态度问题，而是方法问题。深耕时间管理9

年，我见过太多孩子困在"学不进去、玩不够"的恶性循环。余琴老师这本《懂点脑科学：让学习轻松高效》如同家庭教育指南针：用"多巴胺游戏化学习"点燃动力，用"作业检查三步法"提高作业正确率。书中有多个立竿见影的工具，让孩子从"要我学"到"我要学"，为读者打开了一扇通往自主高效学习的大门。

——圆梦星球创始人　赵长霞

想要提升孩子的学习能力，选择本书就对了：内容碎片化，方便家长每天仅用五分钟就能轻松学习；既有方法又有原理，作者不仅详细讲解"怎么做"，还深入阐述"为什么"，让家长能够清楚地理解背后的逻辑，从而放心地按照书中的指导去实践。此外，这本书还有一个非常难得的优点，那就是在帮助孩子提升学习力的过程中，还能增进家长与孩子之间的亲情。爸爸妈妈们，赶快读起来吧！

——《洋葱阅读法》作者　彭小六

《懂点脑科学：让学习轻松高效》是孩子学习路上的得力助手。它巧妙融合脑科学知识与学习方法，以通俗易懂的方式为孩子们揭开大脑学习的奥秘。想让您的孩子在轻松愉快的阅读中提升学习效率，一定要来读余琴老师的这本书。

——《成为讲书人》作者　赵冰

本书是一本将前沿科研成果转化为教育实践的通识佳作！作者以记者和父母特有的敏锐视角，用通俗语言提炼出可操作的记忆强化法、专注力训练技巧，为老师和家长破解辅导难题，助学生构建高效学习系统方法。

——广州智库教育研究院　魏勤教授

余老师的这本书让我眼界大开,原来学习可以如此轻松而不费力。书中运用了脑科学原理,有效突破了学习中记不住、理解不了、兴趣不高的痛点。作者经过多年的苦心研究,以循序渐进的方式,教你如何终身爱上学习,培养智慧。

——《高能文案》作者　韩老白

孩子专注力差、记忆力不好,情绪还比较消极……其实,这真不是孩子不努力的问题,或许是因为他们的"心脑"还没有被充分调动起来。余琴老师的这本书通过37个有趣的亲子练习,让孩子轻松掌握科学又快乐的学习方法,非常值得家长和孩子共同学习并实践。

——《24堂男孩养育课》作者　宋宋

《懂点脑科学:让学习轻松高效》以神经科学为锚点,重新定义了"努力"的边界。书中揭示,高效学习并非依赖意志力苦撑,而是顺应大脑规律,让学习像玩游戏一样有吸引力。这不仅是一本工具书,更是一把解锁终身学习力的钥匙。

——《流量变现》《人人都是超级个体》作者　刘芳

推荐序一
FOREWORD

掌握学习规律,提升学习效果
——从脑科学和心理学的视角谈学习

学习是中小学生最重要的任务,也是家长最关心的问题。然而,面对孩子学习中的种种挑战,如缺乏兴趣、厌学、效率低下、拖延症、考试焦虑等问题,家长们常常感到束手无策。如果仅仅帮孩子报补习班,延长孩子的学习时间、增加孩子的作业数量、聚焦孩子的学习差错,而不注重学习的科学性,破坏孩子对学习的兴趣和动力,很可能只是事倍功半,南辕北辙。掌握脑科学和心理学的规律,用科学的方式来学习,效果才会事半功倍。

什么是学习?从脑科学角度来讲,学习的本质就是激活大脑的神经细胞,让它们之间重新建立起更丰富和牢固的连接,把新的经验与已有的认知结构连接起来。学习不仅仅是一个简单的信息输入与输出过程,它还涉及大脑复杂的认知加工、情绪调节以及记忆机制。

余琴老师在本书中深入浅出地分析了脑科学原理,并利用这些原理来激发孩子的学习潜能,提升学习效率。例如,利用海马体高效记忆、调动情绪记忆法、潜意识记忆法和音乐节奏法等方法;利用三体脑原理进行情绪管理,当孩子情绪不好,前额叶皮质不工作的时候,应该立即停下来,而不是去讲道理或是继续做题;利用多巴胺快乐学习法,以趣味的方式激发孩子的学习兴趣,让他们对学习"上瘾"。

心理学认为,学习实质上是一种适应活动,它使个体能够更好地适应环境，应对各种挑战。这种适应性不仅体现在行为上，也体现在认知和情感上。当孩子对学习有好的感觉，感受到家人对自己的爱，有学习的成就感、自主感和归属感，就会越来越喜欢学习，这也是自主学习动力的本质。

余琴老师不仅是脑科学的传播者，更是心理学的实践者。她结合自己作为青少年学习力导师、心理辅导师的丰富经验，通过37个亲子练习，引导家长学会倾听孩子的心声，理解孩子的情绪需求，转化孩子的负面情绪，培养孩子的自我管理能力。这些练习不仅可能增强亲子间的沟通与信任，还能帮助孩子建立积极的学习态度，克服拖延、恐惧等心理障碍，让学习变得更加主动和愉快。

《懂点脑科学：让学习轻松高效》一书，最大的亮点在于其实用性和可读性。余琴老师没有将复杂的科学理论束之高阁，而是用通俗易懂的语言，结合生动的案例，将抽象的概念具体化，即使是非专业背景的家长也能轻松掌握并应用于实践。书中的每一个策略、每一个练习都是基于实际问题的解决方案，家长可以直接应用于日常生活中。

例如，书中建议通过游戏化的学习方式激发孩子的兴趣，利用正向反馈机制增强孩子的成就感；同时强调运动与睡眠对学习效率的重要性，鼓励家长合理安排孩子的作息时间，保证孩子有充足的休息和运动。这些建议不仅符合脑科学与心理学原理，也易于在家庭教育中实施。

此外，书中还蕴含了深刻的教育理念，即教育的本质是点燃火焰，而非填充容器。余琴老师鼓励家长从孩子的兴趣出发，激发他们的内在动力，培养他们自主学习的能力，而不是单纯追求分数的高低。这种以人为本、注重长远发展的教育理念，相对于当前社会普遍存在的功利化教育倾向，无疑是一股清流。

余琴老师的这本书不仅为家长提供了一套科学、系统的家庭教育指南，更重要的是传播了一种教育观念——教育应当基于对孩子身心的深刻理解，遵循脑科学与心理学原则，以爱为基石，用科学方法促进孩子的全面发展。她的努力，不仅有可能帮助成千上万的家庭面对育儿难题，也为推动我国家庭教育事业的进步作出了贡献。

总之，《懂点脑科学：让学习轻松高效》是一本值得每位家长细细品读的书。我衷心希望，这本书可以帮助更多家庭找到适合自己的教育方式，让孩子在爱与科学的滋养下茁壮成长，绽放出属于自己的光彩。

钟年
中国社会心理学会副会长
武汉大学哲学学院教授

推荐序二
FOREWORD

面向未来培养具备高效学习力的孩子

欣闻余琴的新著即将由清华大学出版社推出，承其盛情邀约，为其新书作序。作为她在武汉大学攻读硕士学位时的导师，我见证了她从学校踏入社会近二十年的成长历程，更对她的成功转型著书之举深感欣慰。在与余琴长期的师生交往中，我观察到她身上有两大显著特质：

一是勤奋好学。她在武汉大学攻读硕士学位期间，勤学好问，表现突出。不仅以综合成绩第一的优异成绩荣获甲等奖学金，还在各大学术刊物发表了多篇论文。后来，她被多家知名媒体录取，在《广州日报》社的工作表现也同样出色。此书汇聚了脑科学、心理学、家庭教育等多维度的理论与实践精粹，是她勤勉思考与不懈探索的结晶。

二是勇于挑战。她从深圳回到武汉，从零起步，潜心学习，勇敢创业，实现从媒体记者到家庭教育导师的跨领域转型，不仅学以致用，用心培养自己的两个孩子，更怀揣强烈使命感与责任感，致力于引领更多家长走向科学育儿之路，使孩子们的学习旅程更为轻松高效。

在人工智能日新月异、迅猛发展的时代背景下，培养高效学习力已成为孩子们面向未来、适应快速变化社会的关键。作为一名在高校耕耘近30年的教育工作者，我深知教育的深远意义不仅在于传授知识，更在于点燃学生的内在火花，激发他们的潜能，让他们勇于探索，终身学习。

《懂点脑科学：让学习轻松高效》一书，是余琴多年家庭教育实践的智慧结晶。她针对家长们普遍头疼的孩子学习问题，如缺乏学习兴趣、写作业拖拉、专注力差、沉迷手机游戏等，进行了深入剖析，并指出这些问题的根源在于孩子缺乏学习动力和有效的学习方法，学习的"脑"和"心"没有被充分调动起来。这一见解直击教育问题的核心，令人耳目一新。

我认为本书的特点主要体现在以下几个方面：

一是跨学科融合。本书最大的亮点，在于它将前沿的脑科学原理和心理学理论，与家庭教育实践紧密结合。例如"多巴胺快乐学习法""内啡肽学习法"和情绪管理的"TRC 三步法"等，从教育的底层逻辑出发，总结出大量简单有效的方法。

二是实践性强。余琴通过 34 个脑科学知识原理，37 个亲子练习，为家长们提供了一套科学、实用、易操作的教育方法。书中提供的方法和亲子练习都是基于脑科学原理设计的，旨在帮助孩子提高学习的动力和效率，是家长轻松高效育儿的好帮手。

三是可读性强。余琴用通俗易懂的语言，结合教育场景中的典型案例娓娓道来，将原本深奥的脑科学原理和心理学原理讲得深入浅出，配以丰富生动的插图，让读者在轻松愉快的阅读中收获丰富知识，增长教育智慧。

这是一本凝聚了余琴十几年家庭教育实践智慧的作品，相信对很多家庭走出育儿困境、助力孩子高效学习有很大帮助。当家长们掌握了科学的教育方法，孩子们掌握了高效的学习策略，学习就会变得更加轻松与高效，家庭也会因此变得更加和谐与幸福。

在此，我推荐这本书给每一位关心孩子成长的家长，以及从事教育工作的同仁们。相信在阅读这本书之后，你们一定会有所收获、受到启发。

强月新

武汉大学新闻与传播学院院长、教授

前言
PREFACE

懂点脑科学：让学习轻松高效

我是一名深耕家庭教育多年的工作者，也是湖北省妇联、武汉市妇联及多家学校和机构的特约讲师，更是一名青少年学习动力高级教练和心理辅导师。在数以万计的家庭咨询与指导中，我深切地感受到家长们对于孩子学习问题的焦虑与期盼。

家长们向我咨询最多的问题是：孩子不爱学习，没有内驱力怎么办？这些孩子一写作业就坐不住，拖拉磨蹭，专注力差，爱跟家长对抗，严重的还会沉迷手机游戏，甚至厌学。有的孩子虽然看起来学习很用功，参加各种课外班，每天写作业到很晚，但成绩不见起色。帮助孩子爱上学习、高效学习、自觉主动学习，是家长的共同心愿。

一位初二男生的妈妈，通过朋友辗转找到我，说她的孩子小学成绩还不错，上初中之后成绩开始下滑，学习兴趣降低，对游戏上瘾，还偷偷充值买武器，因为妈妈没收手机还跟妈妈动手了。经过深入了解，我发现这个男孩在学习上遇到了挫折，失去了成就感。于是，我运用脑科学知识，帮助他认清自己的优势，设立目标，找回自信。同时，我也指导家长如何与孩子有效沟通。最终，孩子戒掉了游戏瘾，学习成绩也有了显著提升。

一名小学生，厌学在家 4 个月，一去学校就大哭，对学习有畏难情绪，厌烦写作业，情绪敏感容易受伤害，不愿意跟同学交往，家长试了各种办法都没有效果，非常苦恼。孩子妈妈偶然在一次公益课上认识我，请我帮忙。我通过咨询帮助孩子疏导情绪，调整孩子的家庭关系，又通过训练营陪跑，激发孩子的学习动力，培养良好的学习习惯，不仅让孩子回到学校正常上学，而且积极主动学习，成绩迅速提升，成为班级学习小明星，孩子妈妈给我送来锦旗表示感谢。

这样的案例，在我日常工作中遇到了很多。为什么越来越多孩子会厌学、沉迷游戏？最根本的原因是孩子在学习上体验不到成就感、价值感，更多体验到了学习带给他的痛苦、挫败的感觉，大脑本能对学习是排斥的，因此学习动力严重不足。有时候缺乏学习能力和好的学习方法，付出了努力得不到想要的结果，就会陷入习得性无助，自暴自弃。

作为两个孩子的妈妈，我非常理解家长们因为孩子的学习和作业问题的各种烦恼。特别是辅导孩子作业时，有时会陷入提醒催促—威胁吼叫—鸡飞狗跳—后悔自责的循环圈中难以自拔。我女儿读小学一年级的时候，写作业也拖拉磨蹭，容易分心走神，而且稍微批评一下就发脾气哭了，更加拖拉，这令我很苦恼。于是，我把如何提升学习动力、培养良好的学习习惯，以及亲子沟通的方法作为重点来研究和实践。我不仅系统学习了正面管教、SEL社会情感学习、NLP（神经语言程序学）等，还跟随记忆大师学习了记忆法。我把学习到的各种方法用在自己孩子身上，让女儿逆袭成为自主学习小学霸。从三年级开始，她养成了自主学习的好习惯，不仅学习成绩优异，而且在写作、朗诵等方面也有了长足进步，获得国家、省市多项大奖。我希望把亲测有用的实战方法分享给家长，于是就有了这本书。

掌握大脑运作规律是拥有高效学习力的关键。在本书中，我将以海马体、多巴胺、内啡肽、催产素、血清素等脑科学核心概念为线索，用通俗易懂的语言和简便实用的方法，将深奥的脑科学转化为可操作的高效学习方法论。

海马体，作为记忆的"把关员"，决定了哪些信息能够转化为长期记忆。了解海马体的工作原理，我们可以运用海马体复习法、情绪记忆法、音乐节奏法等方法帮助孩子高效记忆，让知识真正"印刻"在孩子的脑子里。

多巴胺，是大脑中的"快乐因子"。游戏之所以让人沉迷，正是因为它们巧妙地触发了人的多巴胺的分泌，我借鉴这一机制，提出了"多巴胺学习法"，用充满趣味的方式激发孩子的学习兴趣，让他们对学习"上瘾"。

内啡肽，作为"快乐荷尔蒙"与学习、记忆紧密相关。当孩子感受到学习的乐趣时，内啡肽的分泌会增强他们的学习能力和专注力。因此，我们可以增加学习方式的轻松感和趣味性，让孩子在体验中感受到学习的成就感。

催产素，被称为"爱的激素"。脑科学研究表明，孩子的学习动力与其情感体验密切相关。当孩子感受到爱和联结时，他们会更有动力去自主学习。因此，作为父母，我们要为孩子的情感账户"存钱"，用语言塑造他们聪明的大脑。

血清素，是我们中枢神经中的"情绪调节器"。我们要引导孩子用积极的情绪面对困难和挫折，学会应对考试的焦虑和压力，提升学习效率。

此外，我们还要认知天性，用大脑喜欢的方式学习，打造学习的高度专注力，战胜拖延症。我用了很多案例和可操作的方法，教给家长如何让孩子更爱写作业，如何让孩子主动检查作业，如何掌握科学睡眠法，提高学习效率和专注力。

书中有很多落地的结合心理学的亲子教育方法，大量案例验证，这些方法对普通家长实用有效，比专业书更具操作性。

书中有生活中常见案例和解决方法，浅显易懂的脑科学原理介绍，配上生动有趣的插图，可读性强，是适合中小学生家长参考的枕边书。

懂点脑科学，让学习不再是负担；掌握大脑规律，让高效学习触手可及。让我们一起用科学的方法解锁孩子的学习潜能，让他们的学习之路轻松而高效！

为方便读者阅读与深入学习,本书随书附赠 5 节作者独家精华视频课及 50 张知识卡片,扫描下方二维码即可领取。

扫码获取配套
视频和知识卡片

目录
CONTENTS

01 第1章 "套路"海马体,轻松晋级记忆达人 / 001

1.1 "海马"奔腾:高效学习的神奇密码 / 002
1.2 想拥有超强记忆力?解锁大脑的秘密开关 / 011
1.3 激活右脑潜能,让记忆能力一飞冲天 / 019
1.4 左右脑强强联手,打赢学科大战 / 025
1.5 精准识别学习风格,开启因材施教的魔法之旅 / 033
1.6 玩转思维导图,学习高效又轻松 / 043

02 第2章 多巴胺学习法,让孩子的学习动力火箭升空 / 055

2.1 多巴胺快乐学习法,让学习成为闯关游戏 / 056
2.2 用趣味游戏法,让孩子爱上写作业 / 063
2.3 跳出课本,在游玩和实践中点燃孩子的学习热情 / 069
2.4 识别四种马虎类型,根治马虎问题 / 074
2.5 孩子沉迷电子游戏,家长这样沟通更有效 / 083
2.6 费曼学习法:培养主动学习的小学霸 / 090

03 第3章 内啡肽学习法,让孩子获得学习的成就感 / 095

3.1 "快乐荷尔蒙",激发孩子学习动力的秘密法宝 / 096
3.2 找到学习的"舒适区边缘",打造学习的"心流"体验 / 102
3.3 满足孩子的自主感,从"要我学"到"我要学" / 108
3.4 培养成长型思维,积极拥抱困难 / 114

3.5 提升"自我效能感",走出"习得性无助" / 123

3.6 用鼓励的艺术,培养自信有内驱力的孩子 / 130

04 第 4 章 用爱的递质,让孩子有满满的学习动力 / 139

4.1 学习动力的根源,来自爱的感觉 / 140

4.2 给孩子的情感银行存钱,让心灵账户能量满满 / 148

4.3 同理倾听,耳朵才是通向心灵的路 / 156

4.4 父母的语言,塑造孩子聪明的学习型大脑 / 162

4.5 开好家庭复盘会,助力高效学习 / 170

05 第 5 章 了解情绪调节器,让孩子心情好爱学习 / 179

5.1 弄清"三体脑"原理,用 TRC 三步法快速降火 / 180

5.2 驯服情绪小怪兽,让学习更顺畅 / 186

5.3 一念之转,换个视角跟坏情绪说再见 / 193

5.4 用三步法,引导孩子战胜学习的负面情绪 / 203

5.5 用亲子沟通四部曲,解决学习冲突 / 209

5.6 缓解大脑压力,克服考试焦虑 / 215

06 第 6 章 认知天性,用大脑喜欢的方式学习 / 223

6.1 精力管理,科学用脑打造极致专注 / 224

6.2 保护心智带宽,提升写作业专注力 / 231

6.3 用好四种方法,训练超强专注力 / 238

6.4 科学睡眠,让学习效率翻倍 / 246

6.5 用脑科学原理,战胜拖延症 / 253

后记 / 262

附:脑科学学习地图 / 264

第 1 章

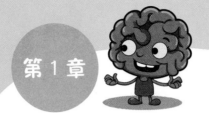

"套路"海马体，轻松晋级记忆达人

1.1 "海马"奔腾：高效学习的神奇密码

1.2 想拥有超强记忆力？解锁大脑的秘密开关

1.3 激活右脑潜能，让记忆能力一飞冲天

1.4 左右脑强强联手，打赢学科大战

1.5 精准识别学习风格，开启因材施教的魔法之旅

1.6 玩转思维导图，学习高效又轻松

1.1 "海马"奔腾:高效学习的神奇密码

帆书创始人樊登老师在推荐《认知天性》这本书时,讲了他中学时的一个故事:同班的女生学习非常努力,每本书都记满了笔记,并且用各种颜色的荧光笔画满了重点,而樊登的书却比脸还干净,只有布置作业的地方打了钩。可一到考试,樊登总是考得比看似用功的女同学好。大家都觉得樊登天赋过人,特别聪明,而樊登自己透露,他并非天赋异禀,只是用对了方法。

他的秘诀是:

1. 没有测验的时候,就和同学互相出题考着玩。
2. 大考之前,每一门课都用一张大白纸回顾默写,靠回忆把前面学习的公式、重点、单词、生字、诗词默写一遍。实在回忆不起来再查书,补充完善知识图谱。

这些方法让他考试时胸有成竹,取得了优异成绩。

★学习高手靠的是正确的方法

樊登老师的案例解答了很多家长的困惑。有的孩子特别努力,上课总是认真做笔记,写作业也非常认真,刷了很多题,成绩就是上不去;有的孩子看似没怎么努力,成绩却很优秀:是天赋不同吗?

其实,学习好不是靠天赋,而是有正确的方法。

从脑科学角度来看,樊登老师使用了更符合大脑记忆规律的"主动检索法",从而让知识牢记在脑海中。这种方法看似轻松,实则更加挑战大脑。

仅在书上画线,看似勤奋,实则无法给大脑带来挑战,就没法起到巩固知识的作用,就像在海滩的沙子上写字,很快就会被海浪冲刷掉。

用今天流行的话说:你只是假装很努力,结果不会陪你演戏。

只有掌握高效学习的方法,才会事半功倍。

★学习的本质:为知识链打上记忆结

有没有人跟我有同样的感受:参加朋友聚会,明明好友介绍了几位新朋友给我认识,过了一会儿,就想不起他们叫什么名字了。有时候看完一本让人拍案叫绝的书,没过几天,内容便忘记一大半,只记得支离破碎的一些片段,想要引用某句精彩名言只得重新查阅。

这样的感受也常常发生在孩子身上:明明记得这个知识点老师上课讲过,考试时却想不起来了。

11位世界前沿认知心理学家投入10年时间,根据脑神经科学,提出了人类认知规律:

人的大脑就是在不断记忆、不断遗忘,对学习内容的70%会随着时间的流逝迅速忘记,30%的内容则缓慢忘记,最后所剩无几。

学习就是建立知识链条的过程。这个链条将各个知识点连接起来,形成一个完整的系统。通过深入学习和理解,我们可以把这个链条不断延伸,扩大自己的知识范围。

孩子如何在大脑中建立知识链条,真正学会和记住知识呢?我们来举例说明。

小明是一名中学生,他非常喜欢历史,特别着迷于古埃及文明,想知道更多关于法老、金字塔和木乃伊的知识。于是,他开始阅读相关书籍和资料,还上网查找了很多信息。他把每一个知识点都记录在一个笔记本上,并且用彩笔标记出重要内容。他还经常翻阅这个笔记本，回顾学到的知识。

随着时间的推移，小明学到的知识点越来越多，它们开始有了关联。他发现，古埃及文明与地理、文化、艺术等领域都有密切的联系。于是，他开始构建一个关于古埃及的知识链条，将诸多知识点连接起来，形成一个完整的系统。

此外，他经常组织小组讨论，和同学们一起探讨古埃及文明的相关问题。通过交流和讨论，他不断巩固和扩展自己的知识链条。他还尝试用学到的知识解决一些实际问题，比如写一篇关于古埃及文明的文章，或者给家人、朋友讲述相关的故事。经过一段时间学习，小明发现自己对古埃及文明的了解越来越深入，并且能够轻松地回忆起学过的知识点。

通过这个例子我们可以看到，小明采用建立知识链条、巩固记忆链条的方式，深入了解古埃及文明。他的学习过程不仅让他获得了丰富的知识，还提高了他的思考能力和解决问题的能力。

总的来说，学习的本质就是建立知识链条并不断巩固打上记忆结的过程，如图1-1所示。

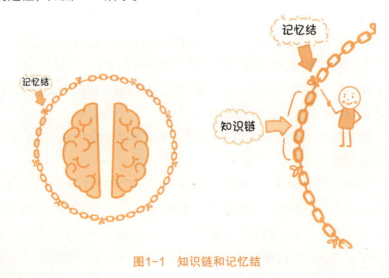

图1-1 知识链和记忆结

★学习高手的秘密：检索学习法

权梓晴是一位学霸，她以优异的成绩考上了清华大学，并荣获四项奖学金。她在分享学习经验时谈到，自己总是把平时的练习当考试，在规定时间内完成，并且自测打出分数。这个时候，她绝不会翻书，而是靠记忆和理解力检索出自己的知识漏洞，锻炼自己提取记忆的能力。这样，到真正考试的时候，她就会更加从容淡定。

她的方法和樊登老师的方法有异曲同工之妙，主要秘诀就是知识"检索"，这也是普通学生缺少的。

美国的彼得·C.布朗等11位认知心理学家，通过10年科研总结出认知规律，并在《认知天性》一书中把学习过程分为三大步骤：编码、巩固和检索，如图1-2所示。

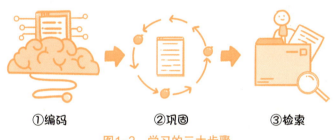

图1-2 学习的三大步骤

学生听老师讲解知识，大脑对感知到的东西进行"编码"，形成"记忆痕迹"，然后通过不断练习进行"巩固"。

学习过程中，要为自己的知识链打上记忆结，这样才能有效中断遗忘，防止"知识蔓越莓"从绳子上迅速脱落。"打上记忆结"最有效的方式，就是"检索"。

上文中提到的"看起来很努力"的学习行为，其实都止步于巩固，而没有继续到第三个步骤——检索。

"检索"是主动回忆某件事情或某个知识点的过程，是把储存在大脑中的知识提取出来。此时，把所学知识联系起来，形成"检索线"非常重要。有了"检索线"，等到日后考试时，就能迅速回忆起相关知识。

如果能在学习过程中做到主动检索，也就是多去做自我检测，记忆就会得到强化。专家们为测试效应给出了量化数据：学完新知识后，我们只需做一次小测验，一周后的回忆率就能够从28%上升为39%。大考前拼命熬夜猛背单词、记重点，只能保持短暂记忆，一考完试很快就会忘光了，只有不断的间隔式的小测试，才是阻断遗忘的有效方法。

★ 三种趣味检索学习法

虽然小测试有效，但这种方法在传统教学中已经被滥用了，孩子们内心比较抵触没完没了的测验，对学习的兴趣也减弱了。

相比较做大量枯燥的测试题，大脑更喜欢轻松愉快的学习方式。我总结了学习高手普遍爱用的几个趣味检索学习法，家长们可以在家和孩子一起练起来。亲测有效哦。

抽认卡片法

这是一种通过卡片来巩固和检索知识的方法，能够促使孩子通过"主动回忆"跟知识发生互动，从而记住、消化和吸收知识。图1-3所示的抽认卡片法非常适合复习英语、数学、语文等各个学科知识点。

抽认卡制作步骤：

1. 准备工具：准备尺寸大约为5cm×8cm的卡片和不同颜色的画笔。

2. 确定学科和知识点：根据需要学习和巩固的学科知识，确定需要制作抽认卡的主题和知识点。比如，孩子英语单词薄弱，就把英语单词作为制卡素材。

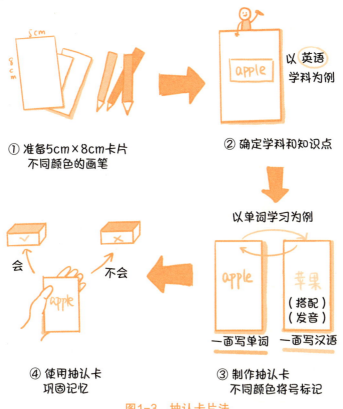

图1-3 抽认卡片法

3. 制作抽认卡：根据所选知识点，在纸张上写出问题或概念，另一面写出答案或解释。可以使用不同的颜色和符号进行标记，使卡片更加吸引人和易于理解。比如英语学科，可以在卡片的一面写上英语单词，另一面写上中文翻译，高年级孩子可增加固定搭配、发音等。

4. 使用抽认卡：学生可以通过查看问题或概念的一面，尝试回忆答案或解释的另一面，以此来巩固记忆。可以标记出会的和不会的并归类，定期复习巩固，直到完全掌握。

制作卡片的过程其实就是学习者理解、整理和运用的过程，这样的学习效率会非常高。

幸运大抽奖游戏法

把孩子近期需要复习的英语单词、唐诗、易错知识点写成小纸条，揉成小纸团丢在一个纸盒做成的"抽奖盒"中，可以加入少许"彩蛋"，比如孩子喜欢的小游戏（木头人、红绿灯、五子棋等），也可以加入惊喜奖（零食、零花钱等）。孩子通过抽奖的方式复习所学知识，完成挑战任务，如图1-4所示。

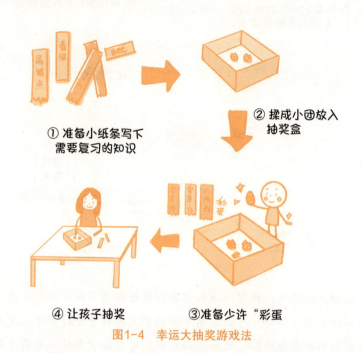

图1-4 幸运大抽奖游戏法

乐乐不爱复习，总觉得复习是妈妈给他安排的任务，不愿意配合。我给乐乐妈推荐了这个方法，她给孩子试用后效果非常好，孩子复习积极性高涨，考试成绩明显提升。

互动提问法

父母可以和孩子互相提问，把所学的知识巩固一下，孩子也可以召集同学互相出题，检索记忆的薄弱点，如图1-5所示。

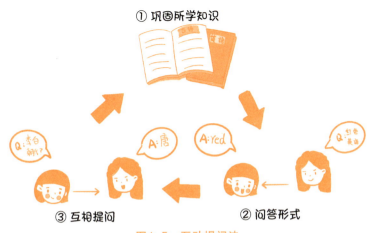

图1-5 互动提问法

樊登老师说他以前从不做笔记,但是经常喜欢和同学出题互相考,成绩一直优秀,其实这就是用到了"测试效应"。

与做花花绿绿的笔记相比,在大脑中冥思苦想检索知识要痛苦得多。但脑科学有这样一个事实——学习越轻松,效果越不好。学习就是一个挑战天性的过程,只有耗费心血的学习才是深层次的,效果也更持久。

当然,学习的过程可以是快乐的,我们可以用趣味检索的方法帮助孩子高效学习、高效记忆,培养他们的学习兴趣,让他们真正爱上学习。

亲子练习:趣味知识竞赛

家庭成员一起举办一场趣味知识竞赛,在脑力激荡中巩固所学知识,提升记忆力如图1-6所示。

具体步骤如下所述。

1. 家长提前准备知识竞赛题目、抢答器(或举手)、计分卡等道具。竞赛题可以是近期学习的课内知识点,也可以是课外知识,例如百科知识问答、历史人物竞猜、诗词接龙等。

2. 一名家长当主持人,其他人和孩子同为答题选手,大家共同约定比赛计分规则、时间限制和奖惩措施。

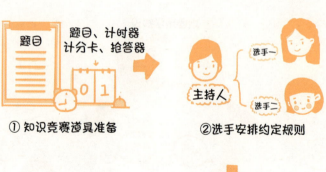

图1-6 趣味知识竞赛

3. 主持人每念完一个题目,就发出"答题开始"指令,并按下计时器。30秒有效抢答时间内答对计分,答错扣分,不按规则抢答不得分。

4. 主持人在计分卡计分,得分最高者获胜,全家一起庆祝。

神 经 元

人脑中存在约1000亿个神经元,每个神经元都通过"神经纤维"分别与其他1万个神经元相连,这种由神经元之间相互连接构成的系统就是"神经回路"。

脑科学中,"记忆"的定义如下:记忆是将神经回路的动力学现象转化为一定规则,在突出重叠的空间中,根据读取的外部时空信息,形成一种内部信息表达的过程。

简而言之,记忆的"真相"就是"新神经回路"的形成。

——《考试脑科学:脑科学中的高效记忆法》池谷裕二

1.2 想拥有超强记忆力？解锁大脑的秘密开关

你的孩子有没有这样的情况：明明每天花费时间学习、背诵各种记忆点，到了考试的时候却什么都想不起来，脑子里一片空白。

珊珊就是这样的孩子，她平时学习特别努力，尤其是背英语单词，可是明明已经记住的单词，没过多久就忘记了，得花很多时间反复背诵。即便是这样，到考试的时候，看着有些单词挺熟悉，却怎么也想不起来是什么意思，因此每次都考得比较差，这让她很沮丧。她特别希望有一个记忆魔法师，能把这些知识都印在她的脑子里永远不忘记！

其实，记忆魔法师就在我们的大脑里，我们希望拥有超强的记忆力，就需要解锁一个秘密开关——大脑中的"海马体"。

巧用"海马体"

在我们的大脑中，有个掌管记忆的"把关员"，名叫"海马体"，因为它的形状很像小海马（见图1-7）。别看它小，它的作用可真大！想想看，每天有数以亿计的信息涌入大脑，如果要全都记住，大脑可是要"死机"的。

大脑必须要学会节省"脑力"，才能正常运转。怎么节省"脑力"呢？这就要"把关员"海马体上场了。它可以判断出哪条信息重要，哪条信息不重要。重要的信息，将通过关口，保存为"长期记忆"；不重要的信息，则被忽略掉，或作为短期记忆暂存一阵儿。

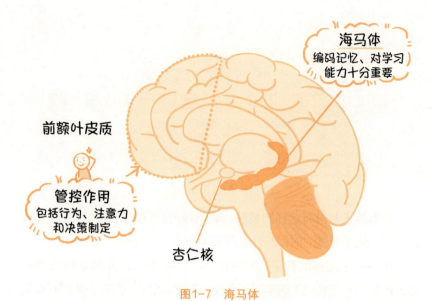

图1-7 海马体

从大脑进化历程来看，海马体对信息的选择会有所偏好，优先让一些信息进入"长期记忆"库，例如关系到生死存亡的事情、重要的或具有特殊意义的信息。

明白了记忆的原理，要让学过的知识真正"印刻"在脑子里，就需要懂得如何与海马体"打交道"，巧用海马体帮助孩子高效记忆。

海马体复习法

孩子们平时学习的知识，比如英语单词、数学公式、诗词歌赋，这些对考试固然重要，但对海马体来说都是无关紧要的，因为不学这些不会危及生命。因此，想要让海马体将这些信息判定为必要信息，就需要"欺骗"海马体。

脑科学研究表明，当我们在一段时间持续不断传送信息，就会让海马体产生错觉——"如此锲而不舍传送来的信息一定是必要信息"，从而让信息通过"关卡"，进入大脑皮质。

简而言之，就是需要反复输入信息，转化为长期记忆，这不就是我们所说的"复习"吗？

可是，复习也是要讲究技巧和方法的。

德国心理学家艾宾浩斯是发现记忆遗忘规律的第一人，他发现了著名的"艾宾浩斯遗忘曲线"，如图1-8所示。

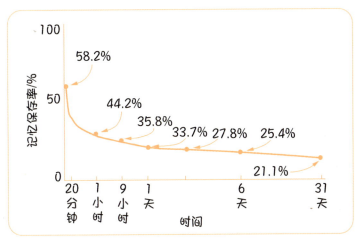

图1-8　艾宾浩斯遗忘曲线

艾宾浩斯遗忘曲线告诉我们，遗忘的进程是不匀速的，最初阶段遗忘速度很快，知识学完后一小时内就会忘记一半，一天后只剩33.7%。随着时间的推移，遗忘速度会减慢，一个月后大约记得20%。经过相当长时间后，记忆便只残存一点点，而且不再遗忘了，但这一点点记忆可能被封存在大脑仓库的底层，很难被调用出来。

艾宾浩斯发现，间隔学习要优于集中学习。对于同样长度的识记材料，集中学习所需要的重复次数是68次，而间隔学习只需要7次即可达到同样的目标。

因此，先密后疏和多次复习的学习方式是最符合海马体特点的，可以称之为"海马体复习法"。

我们可以参照表 1-1 帮孩子用"海马体复习法"制订复习计划。

表 1-1 海马体复习法

复习次数	复习时间
第一次复习	1 节课后
第二次复习	当天放学后
第三次复习	第 2 天放学后
第四次复习	1 周后
第五次复习	2 周后
第六次复习	1 个月后

我女儿每周都有英语单词小测试,为了取得好成绩,她往往在前一天晚上临时抱佛脚,突击记忆,正确率可以达到 80%~90%,但考完不复习很快就忘记了。后来,我跟她讲了艾宾浩斯理论,让她把考前突击 1 小时改为每天记忆 15 分钟,这样通过读、写、听写复习下来周测验的时候她的单词全对,而且过几天以后再提问,大部分还记得。

艾宾浩斯记忆法在我自己身上也是非常有效的。我在考研期间,每天都会记 10 个英语单词。第二天,记新单词前先花一点时间复习一下旧单词,看着英文想中文意思,再默写一下,看看是否正确,如果不正确再巩固一下。坚持了一年时间,我熟练掌握了考研词汇,英语考出优异成绩。过去近 20 年,有些单词还牢记在我的脑海中。

★ **情绪记忆法**

在远古时代,能够引发情绪波动的事情都很重要,例如找到美味的食物、被野兽追捕。只有记住这些,人类才能生存,因此大脑中掌握记忆的海马体就和杏仁核建立了联动关系,如果一件事激活了杏仁核,那么海马体就会认为它很重要,值得记忆。

所以,我们可以利用情绪加深记忆,调动各种情绪想象场景,形成记忆链。

例如,"救护车"的英文为"ambulance",可以展开想象调动情绪:某天,你走在路上不小心被一辆车撞伤了,看到救护车闪着灯向你飞驰而来,你激动地大叫:"救救我,俺不能死!"这个情景是不是让你印象深刻?这里也运用了谐音记忆法,很有场景感,如图1-9所示。

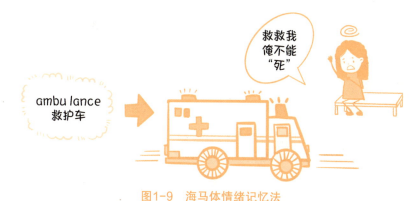

图1-9　海马体情绪记忆法

★海马体潜意识记忆法

海马体是我们大脑中的超级计算机,根据脑科学研究,海马体潜意识的运算速度为1100万次/秒,而意识层面运算的速度为40次/秒,效率相差27.5万倍。这就是为什么我们在某些情况下会做出快速、自动的反应,却无法用理性去解释这些反应。

睡眠状态、白天无意识状态、饥饿状态、寒冷状态、运动状态……在这些状态下,海马体都会处于一种潜意识状态,如果能够充分利用这些状态,学习效率就会大大提升。

1."睡前醒后"是背书的黄金时间

"睡前醒后"受到的信息干扰少,因此是记忆的黄金时间。睡觉前记忆的内容,海马体会自动加工重新整理和巩固白天的记忆。醒后复习是一种有效的学习方法,早上醒来后,花10分钟,立马回忆昨晚背过的内容，这样知识记忆更牢固。

<u>2. 保持适度饥饿感</u>

当我们感到饥饿时，胃会分泌一种饥饿激素，这种饥饿激素能促使海马体神经元产生 LTP 帮助你提高记忆力，所以背东西最有效的时间是在饭前。有适度饥饿感的时候最适合学习，如吃饭前抓紧记一下单词。

当我们吃饱之后，胃部需要大量的氧气，这会使大脑活动变得迟缓，不适合背书，可以做一些阅读、抄写等不费脑子的事。当然，如果太饿的话，心思无法专注在记忆上，此时应先解决生理需求，等大脑能量充足时再学习。

<u>3. 边走动边背书</u>

海马体喜欢动态环境。当你走动时，海马体会产生 θ 波，有助于记忆。因此，上学、放学路上可以边走边背单词，或是早起在小树林里边走边背单词，提升记忆效率。

<u>4. 保持适度寒冷</u>

当我们寒冷时，危机感也会刺激海马体，所以在房间复习功课时，不宜把暖气开得太足，室温保持在 23℃～24℃就够了，让大脑感觉略冷，背书可以提高效率。千万不能开着暖气边泡脚边背书，那样孩子可能很快就睡着了。

★ 海马体音乐记忆法

海马体对音乐和节奏表现出特别的敏感性。利用这一特性，我们可以巧妙运用"海马体音乐节奏法"，帮助孩子在愉快的音乐体验中提升记忆效果。

<u>1. 创编歌曲记忆法</u>

每个孩子都是天生的音乐家。对于某个特定的知识点或概念，我们可以鼓励他们尝试为其创造一首歌或是一个独特的旋律。比如，对

于历史课上的某个重要事件或数学公式,孩子们可以编写一段简单的旋律,并在心中反复吟唱。这样,当下次需要这些信息时,只需轻轻哼唱这段旋律,就能迅速回想起相关的知识点。

我记得在学化学的时候,名称奇特的化学元素周期表令人头疼,老师给我们编了一首歌,我们唱着歌记周期表,很快就记熟了。

2. 音乐放松法

大家有没有听说过"莫扎特效应"?

美国学者劳舍尔博士等在《自然》杂志上发表的一篇论文曾引起轰动:他们邀请大学生听音乐,然后对他们进行智商测试。参试者听了10分钟的莫扎特《D大调双钢琴奏鸣曲》后,在空间推理测试中的得分明显提高,"听了放松指令和不听音乐的大学生相比,前者智商得分提高了8~9分"。这种现象就是后来被广泛传播的"莫扎特效应",如图1-10所示。

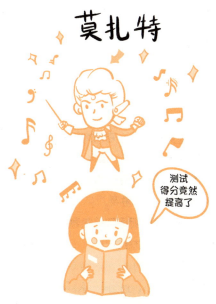

图1-10 莫扎特效应

为什么会这样？脑电波研究显示，人类大脑处于不同状态时会产生不同的脑电波。当大脑处于放松状态时，阿尔法波会在脑电图中占据主导地位。阿尔法波可以促进大脑进入更深层次的放松状态，有助于提高记忆力和专注力。

在学习过程中，有时可能会感到有压力从而产生焦虑，导致注意力不集中。此时，听一段阿尔法波段的音乐，有助于促进海马体的活动。例如阿尔法脑波音乐、班得瑞的音乐、莫扎特的音乐等，节奏稳定、旋律简单，能够使人心情平静放松，缓解脑部疲劳，在学习时倾听可以起到增强记忆，快速镇静和提高专注力的作用。

莫扎特的音乐能通过令人愉快的节奏和优美的旋律协调人的左脑和右脑，这就是产生"莫扎特效应"的关键所在。大家在学习工作累了的时候，不妨也听听优美的音乐放松一下，让大脑做做保健操。

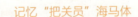

亲子练习 海马体记忆法

用海马体复习法给孩子制订复习计划，并和孩子探讨海马体情绪记忆法、海马体潜意识记忆法或海马体音乐节奏法等方法，发挥想象力和创造力，尝试用这些新的方法来记忆知识点，看看是不是记得更加牢固。

记忆"把关员"海马体

海马体是人脑的重要功能区，它是大脑中负责记忆的"把关员"。它位于大脑丘脑和内侧颞叶之间，形状很像小海马，主要负责长期记忆的存储转换和定向等功能。要想让接受到的信息通过海马体转化为长期记忆，就需要让海马体认为这件事非常重要。

海马体认为什么是重要的呢？常见的有以下 3 种。

1．与生存相关的事。（小时候被狗咬了一次，看到狗就躲开。）

2．一段时间内反复出现的事。（广告语，大家都耳熟能详。）

3．让肉体受到刺激的事。（小孩摸一次开水壶被烫后，再也不敢摸了。）

1.3 激活右脑潜能,让记忆能力一飞冲天

电视节目上的记忆大师能过目不忘,对随机报出的一大串数字倒背如流,展现出惊人的记忆力。我有机会接触到几位记忆大师,他们都说自己的记忆能力是后天练习所得。这让我更加好奇了:他们究竟用了什么神奇的方法?普通人也能提升自己的记忆力吗?

我自己的记忆力很一般,为了学习和了解更高效的记忆方法,我还跟随记忆大师学习了一周。我尝试按照他们教的记忆方法快速背诵圆周率后 30 位,背诵三十六计等,居然也成功了。原来,与传统的左脑记忆不同,这些记忆法都在充分调动右脑,把符号快速转化为图像,通过编码和检索,迅速调取信息。

★右脑记忆能力是左脑的 100 万倍

在记忆方面,大家猜猜,是左脑厉害还是右脑厉害?

美国心理生物学家斯佩里博士证实了大脑不对称性的"左右脑分工理论",并因此荣获 1981 年诺贝尔生理学或医学奖。

研究表明,左半脑主要负责逻辑理解、记忆、时间、语言、判断、排列、分类、逻辑、分析、书写、推理、抑制、五感(视觉、听觉、嗅觉、触觉、味觉)等,思维方式具有连续性、延续性和分析性。因此,左脑可以称作"意识脑""学术脑""语言脑"。

右半脑主要负责空间形象记忆、直觉、情感、身体协调、视知觉、美术、音乐节奏、想象、灵感、顿悟等,思维方式具有无序性、

跳跃性、直觉性等。所以，右脑又可以称作"本能脑""潜意识脑""创造脑""音乐脑""艺术脑"，如图1-11所示。

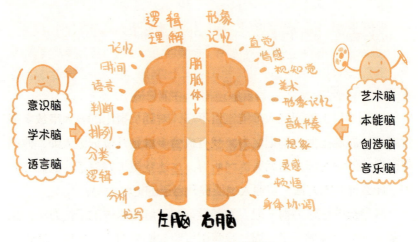

图1-11 左右脑功能图

斯佩里认为，右脑具有图像化机能，如超高速大量记忆、速读，许多高级思维功能取决于右脑。右脑的信息存储量是左脑的100万倍，把右脑潜力充分挖掘出来，才能表现出人类无穷的创造才能。

★ 四种右脑记忆方法

那么，哪些右脑记忆的好方法可以用在孩子的学习中，提升孩子的记忆力，帮助他们更轻松快速地背课文呢？以下四种记忆法可以尝试使用。

方法一：先在脑子里"放电影"

听了一天课，晚上回家复习的时候不要忙于对笔记、翻课本，最好集中精力在脑子里先"放电影"，也就是把老师讲的内容先回忆一遍，看看记住了哪些，还有哪些不理解、没记住，然后再去看笔记和课本，找出遗忘的地方。

孩子学完一个单元，家长可以鼓励他们用自己的语言把所学的知识表述出来，比如这个单元学了些什么，有哪些主要内容，取得了什么收获，等等。

通过这种方式，孩子不仅可以学会整理自己的知识体系，还加深了对所学知识的理解和记忆。

家长可在孩子讲述的过程中，顺便提出一些问题，要求他们解答。通过这种方式，孩子可以发现学习上的不足之处，并加深对所学知识的理解和记忆。

亲子练习："放电影"法

让孩子当小老师，妈妈当学生。让小老师先在大脑中"放电影"，用5分钟回想一下白天在课堂上学了哪些知识，让孩子讲给妈妈听。如果妈妈没听懂，也可以请教小老师。如果孩子实在讲不清楚，可以看看课本和笔记，这就是"费曼学习法"。

方法二：编故事形成记忆串

死记硬背很难记忆的内容，有时候编成一个有趣的故事，像电视剧情一样在脑海中闪过，再加上声音、画面，就可以调动听觉记忆和视觉记忆，让记忆更深刻。

可以和孩子一起发挥想象力和创造力，编一个离奇的故事，把记忆中的若干内容串起来，形成一个整体，提高记忆的速度和效率。

记忆鲁迅的作品《呐喊》《孔乙己》《阿Q正传》《故乡》《药》《狂人日记》《社戏》《祝福》，试着编一个有趣的故事，把它们串起来。比如，阿Q回到故乡，终于写完了《狂人日记》，开心地哼着小曲去看社戏，正好看到孔乙己给他父亲去抓药，他大声呐喊：祝福你父亲早日康复呀！

这个方法的关键点是编故事形成记忆串。首先要做的是提取关键词。其次是发挥想象力，把关键词变成清晰、鲜明的图像，以便于记忆。具体可以通过谐音、关联、单字联想、拆分联想、动作等方式记忆某个词汇以及相关图像。最后，将这些画面和我们需要记忆的词汇联系在一起进行复习。

亲子练习：编故事法

可以和孩子一起发挥想象力和创造力，把鲁迅的作品《故乡》《社戏》《孔乙己》《一件小事》《从百草园到三味书屋》《藤野先生》《阿Q正传》编成一个离奇的故事，比比谁的故事更有趣。

方法三：绘图法启动右脑记忆

人脑接受信息的方式一般有两种——语言和图画。经过比较发现，用图画来记忆信息的效果远远超过语言。记忆同一事物时，如果能在语言的基础上加上图或画，信息容量就会比只用语言增加很多，而且右脑本来就具有绘画认识能力、图形认识能力和形象思维能力。

如果将记忆内容描绘成图形或者绘画，而不是单纯的语言，就能最大限度调动右脑的一些功能，发挥出远高于左脑的能量。

加拿大的沃特卢大学就曾做过专门实验，实验要求受试者记忆30个单词，每个单词有40秒时间，受试者可以写下这些单词来记忆。

在另一个任务里，要求受试者画出与单词有关的图案，同时给予他们一些分散注意力的任务。

接着，是一个突击记忆检测。猜猜，他们发现了什么呢？

研究发现：作画的受试者所记住的单词量是抄写组的两倍。当单词被画出来的时候，记忆效果会翻倍！

同样地，用绘图的方法记忆一些诗词和散文也是很不错的方法。

由于诗词一般都是传达作者感情或描写景物的，很容易让我们身临其境，所以联想场景、景物记忆会比较深刻。但是，我们在记忆过程中往往需要对一些字词做形象化的处理，先了解原文，再运用形象联想绘制简图记忆。比如背诵《江南春》时，我们可以画出图画（如图1-12所示），根据图回忆，图文结合，快速有趣地借图成诵。不用在乎画得多好，画出关键特征有助于记忆就好。同样的还有《寒食》

《望天门山》《敕勒歌》《钱塘湖春行》等。

《江南春》【唐】杜牧
千里莺啼绿映红，水村山郭酒旗风。
南朝四百八十寺，多少楼台烟雨中。

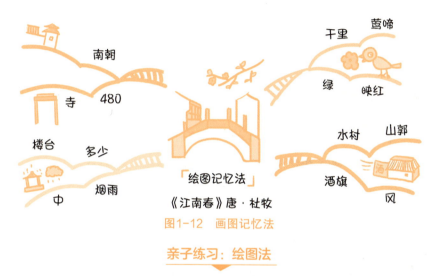

图1-12　画图记忆法

亲子练习：绘图法

用绘图法记忆新学的一首诗歌或一篇课文，看看如何让简洁有趣的图提供有效线索，帮助大脑记忆。

方法四：用记忆宫殿法奇特串联

记忆宫殿法是一种可以追溯到古希腊，将心中的形象和一系列实体位置联系起来，建立记忆线索的方法。想象自己在非常熟悉的空间，把这个空间里具有明显特点的地方和想要记住的事情的视觉形象联系在一起，创造独特的回忆串联。

我在跟国际记忆大师学习时，大师教我用记忆宫殿方法记忆《少年中国说》（图1-13），可以想象自己正坐在教室里，玻璃窗外一轮红日升起，光芒四射——"红日初升，其道大光"。讲台上突然出现一条大河,滔滔河水汇成汪洋大海——"河出伏流,一泻汪洋"。

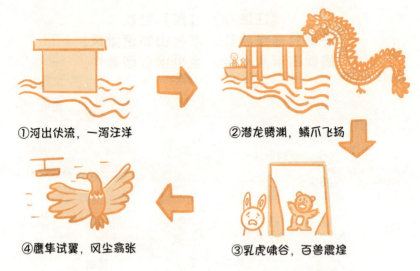

图1-13 用记忆宫殿法记忆《少年中国说》

转到课桌这里,老师和学生都在汪洋大海中航行,忽然看见一条龙从大海中腾空而起,张牙舞爪——"潜龙腾渊,鳞爪飞扬"。

然后看向教室的门,通常教导主任会突然在那里。岸边有一只老虎在山谷吼叫,百兽都很惶恐——"乳虎啸谷,百兽震惶"。

再看向屋顶的台灯。抬头一看,一只老鹰在天空试着飞翔,风中灰尘飞舞,最后被我的一张纸吸住了——"鹰隼试翼,风尘翕张"这句也记住了。

我按这种方法背诵,卡壳了就在教室环视一周,看到实物就能够快速联系和回忆起来。还真的记住了,而且长期忘不了。故事情节可以自己创编,越是离奇的故事,越是记得深刻。

亲子练习:记忆宫殿法

在家或教室,选取熟悉的地方,按顺序把实物和《少年中国说》联系起来,创编故事情节,想象记忆。当有所遗忘时,可以根据实物来提示自己。掌握方法后，练习其他的记忆材料。

> **脑科学加油站**
>
> ### 大脑记忆之源 LTP
>
> 脑科学研究发现，对海马体进行反复刺激，神经元之间的连接增强了，而且在刺激结束后，连接也仍然保持着增强的状态，也就是说神经元被长期激活了。这种现象名为"长时程增强作用"，用英文缩写 LTP 来指代。
>
> LTP 是大脑的记忆之源，记忆的形成与 LTP 密切相关。LTP 是神经元反复受到刺激后产生的现象。如果只刺激海马体一次，是绝对不会产生 LTP 的，所以"不复习就想掌握知识"的心态，从脑科学角度来说是要不得的。
>
> 如何促进 LTP？
>
> （1）**有效复习**：复习是巩固记忆、促进 LTP 的重要手段。通过定期复习，可以不断强化神经元之间的连接，从而提高记忆效果。
>
> （2）**情绪调动**：激活杏仁核，引发喜悦、悲伤、焦虑等情绪，可以有效促进 LTP 的产生，因为与情绪密切相关的经历更容易被记住。
>
> （3）**适度饥饿**：肚子饿的时候，我们的胃会分泌一种饥饿激素，这种饥饿激素能促使海马体神经元产生 LTP，因此饭前适合背诵。

1.4 左右脑强强联手，打赢学科大战

你是否有过这样的体验：在解决一个复杂问题时，大脑突然灵光一闪，然后一切变得清晰明了；或者，在绘画、写作时，创意如泉水般涌出，让你欲罢不能。这背后的大脑奥秘是什么呢？我们要从了解

大脑开始。

想象一下,你的大脑就像一座双层小楼,左脑和右脑分别占据楼上和楼下。左脑就像一位严谨的管家,负责逻辑思维、语言能力和分析处理;右脑则像一个富有创意的艺术家,主导空间能力、直觉和感性认知。这对"双胞胎"虽然长相相似,但性格迥异,共同构成了我们神奇的大脑世界,如图1-14所示。

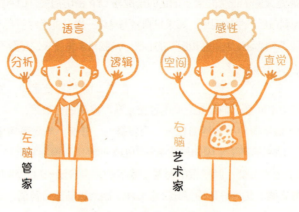

图1-14 左右脑"双胞胎"

既然左脑和右脑各有所长,那我们为何不将它们结合在一起呢?如果我们在学习时能够充分调动双脑协同工作,不仅可以提高学习效率,还能激发更多的创新思维。例如,在学习历史时,左脑可以帮助我们梳理事件的逻辑顺序,而右脑则可以激发我们对历史场景的想象力。这种左右脑的协同作用可以让知识更加深刻地印刻在我们的脑海中。

在语文、数学、英语等学科学习中,我们应当如何引导孩子启动双脑协同,让学习效果倍增呢?

★ 语文学习:左脑的语言逻辑与右脑的想象力结合

萱萱很喜欢看书,可她总是不求甚解,虽然一年能看几十本书,但是一做阅读理解题还是抓瞎,写作文也不知从哪里入手,通常只是记个流水账,缺少生动的好词好句,平时看的书感觉没发挥太大作用。该如何引导孩子?

阅读:分析阅读和想象阅读相结合

首先,我们要调动孩子的左脑进行分析阅读。鼓励萱萱在阅读时不仅关注故事情节,还要深入分析思考,深入理解人物性格、情节发展背后的原因、作者的写作意图等。可以引导她在阅读过程中提出问题,并尝试自己解答。

其次,鼓励孩子启动右脑进行想象阅读。对故事展开想象,或角色扮演,在读到某个情节时,可以让她描述自己心中所想的画面。以《哈利·波特与魔法石》这个经典故事为例,当读到哈利收到霍格沃茨魔法学校的录取通知书时,父母可以停下来,让孩子描述一下她心中的画面。

"哈利看到信封的时候,你觉得他的脸上会是什么表情?"

"想象一下那厚厚的信封,它的质地是怎样的——是粗糙的,还是光滑的?信封上的字迹如何——是龙飞凤舞的,还是工整的?"

"当哈利拆开信封,看到那张精致的羊皮纸时,他可能会有什么感受?那张羊皮纸给你什么样的触感——是柔软的,还是有些粗糙的?"

通过这样的引导和提问,孩子在阅读过程中不仅仅是被动地接受信息,更能够主动地参与到故事中去,与角色产生共鸣,体验不同的情感,培养想象力和创造力。

再次,读完一个章节或一本书后,让萱萱尝试做笔记,总结书中的主要内容、人物特点和自己的感悟。这有助于她更深入地理解书籍内容。

最后,将阅读与写作相结合,引导萱萱注意书中的描写手法、情感表达等,鼓励她在写作时尝试运用这些技巧。选择书中精彩的段落,让萱萱进行仿写或扩写。

写作文:先列框架再补充细节

写作文时,可以先列出写作大纲,比如写一篇游记,先用移步换景法，用首先……然后……接着……最后……来进行基本框架构思，然后运用"五感法"写作，补充细节。

从不同感官角度进行提问：视觉——"看到了什么？像什么？"，听觉——"听到了什么？发生了什么？"，嗅觉——"闻到了什么？是什么气味？"，味觉——"尝到了什么？是什么味道？"，触觉——"摸到了什么？是什么感觉？"最后，再加上自己的所思所想——"感受到了什么？"升华主题。注意加上比喻、拟人等修辞手法。

比如我带女儿和夏令营的孩子们去恩施大峡谷、地心谷、清江等景点游玩，同时指导孩子们写作文。在一些特别的景点，我引导孩子们用"五感法"来观察，这样他们在写作时就会"下笔如有神"，不信你看：

我女儿描写恩施大峡谷："从远望去，大峡谷烟雾缭绕，山清水秀，如仙境一般。山顶上的烟雾最浓，仙气飘飘，整个山都若隐若现，有的地方只有白雾一片，好像给山戴了一顶白色的帽子。山里隐隐约约有点点星光，像一幅美丽的风景画。"这个就是视觉描写。

一名同学写道："原来这就是美名远扬的蝴蝶峡呀！在翅膀之中，一条飞瀑从山涧中奔涌而出，声如雷鸣，极其壮观。"就是听觉描写。

"在清江的游船上，忽然下起了细雨，冰凉的细丝落在手心，打在脸上，感觉无比凉爽！如同精灵的指尖，在脸颊上跳跃着清凉的旋律"就是触觉和感觉。加上比喻的修辞手法，是不是就显得非常生动形象？

★ 数学学习：左脑的逻辑思维与右脑的空间想象力结合

君君在升入小学高年级后，明显感觉数学学得很吃力，主要表现在对于概念的理解能力比较弱，遇到需要逻辑推理的应用题就不知道该怎么做。学到几何内容更是感觉蒙圈，计算图形的面积、体积等需要空间想象的复杂题很困难。

清华大学脑与智能实验室前顾问杨滢认为，影响数学成绩的主要有三种脑能力：工作记忆能力、序列处理能力和智力年龄。工作记忆能力会影响审题和完成度，序列处理能力会影响准确度，智力年龄则决定了对题目的理解程度。

画图法，帮助孩子理解应用题

孩子遇到应用题不会解，可以借助图表进行直观展示，把难点可视化，这能锻炼孩子的大脑顶叶，提升孩子的数学能力。常见的图表类型有线段图、柱状图、韦恩图、平面图、立体图等。

例题：小红去商场买了一件衣服和一条裤子，裤子的价格是48元，上衣的价格是裤子的3倍，买一套衣服要用多少元？

我们可以按照题意画线段图解析，如图1-15所示。

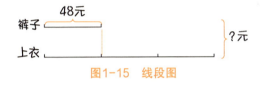

图1-15　线段图

通过观察线段图，可以清晰地看出，上衣的价格等于三条裤子的价格，所以，一件上衣需要144元，一整套衣服需要192元。画线段法针对路程问题、人数问题类题目也是非常有效的。

游戏法，训练空间想象力

还有很多有趣的数学游戏可以训练孩子的想象力和数学思维能力，比如通过解题、推理和战略规划等活动锻炼数学思维。例如数独、迷宫、数学拼图等游戏可以培养孩子的逻辑思维、空间想象和问题解决能力，结绳游戏可以训练孩子的拓扑思维能力，折纸、乐高、立体积木等可以训练孩子的空间想象能力。

实践法，通过实际操作和观察培养数学思维

调动右脑形象思维，鼓励孩子动手制作各种图形模型，让他们在实际操作中感受图形的魅力，加深对图形性质的理解。比如，可以让孩子用纸张、剪刀等工具制作各种几何模型。让孩子应用数学概念解决日常生活中的问题，如去超市购物并计算价格，估算和测量房间的

面积，做好统计表等。

★英语学习：左脑的语言逻辑与右脑的记忆方法结合

悦悦在小学一、二年级的学习中得心应手，成绩优秀。自从上了三年级，开始学习英语后，她就非常苦恼。因为记忆单词让她非常痛苦，她老是记不清楚那些字母，有时好不容易背会了，过两天又都忘了。她感觉英语学习很枯燥，就是不停地读课文、背单词、记语法、听写，这让她怎么都提不起兴趣，自然就学不好。为英语学习她经常和妈妈起冲突。那么，怎样才能让英语学习更加轻松有效呢？

记单词：自然拼读 + 联想记忆

想想看，孩子是怎样学会汉语的，是不是先从拼音开始？英语单词其实也是字母的组合，先从自然拼读开始，掌握 26 个字母及常见字母组合的发音，到了高年级再结合音标来记忆。

如图 1-16 所示，在单词记忆时，应充分调动左脑思维，教孩子记忆单词的拼写和发音。比如问孩子："这个单词由哪些音节组成？"通过类似这样的问题，孩子会开始分析单词结构，理解其构成规律，从而更容易记住单词的拼写。

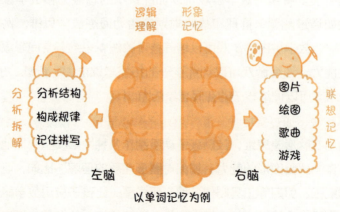

图1-16　左右脑记忆单词

同时,调动右脑进行联想记忆。比如记忆"eye"(眼睛)这个单词,如图1-17所示,可以把两个e看成两只眼睛,中间的y是鼻子。记忆"elephant"(大象),前面三个字母ele可以想象是大象的长鼻子和两只眼睛,后面三个字母ant意思是蚂蚁,中间的p和h根据发音和形象,可以这样联想记忆:一只大象一屁股坐在凳子上,坐死了一只蚂蚁。是不是很有画面感?这个单词我让儿子读写了好几遍他还是记不住,后来用这种方法一下子就记住了。

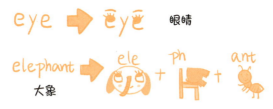

图1-17 调动右脑进行联想记忆

记忆"schedule"(时间表),可以把schedule这个单词拆分成s、che、du、le这几个部分,每一个部分给定一种含义,比如s:美女,che:车,du:堵,le:了。联想成一个场景或故事,美女(s)车(che)堵(du)了(le),错过了她的时间表(schedule),如图1-18所示。

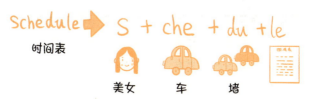

图1-18 用拆分联想法记忆单词

此外,还可以调动右脑,利用图片、思维导图、记忆宫殿、歌曲或游戏等方式,帮助孩子将单词与具体事物或场景联系起来,加强记忆。

练句子:语法规则+多场景运用

有人说,英语好比碉堡,必须同时从四面八方围攻,如读报、听广播、看外语电影、听外语讲座、攻读课本等。确实如此,我们要用多种形式来学习英语。在练习句子表达时，除了运用左脑逻辑思维引导孩子学习句子的结构和语法规则，还可以鼓励孩子通过模仿和角色扮演调动右脑。

鼓励孩子通过模仿和角色扮演来练习日常对话，培养英语的语感和表达习惯。比如，我们可以设置一个购物场景，让孩子扮演顾客和售货员进行对话练习。这样的活动能够激发孩子的右脑创造力和想象力，让他们在实际情境中熟练运用英语。

通过左右脑的协同工作，孩子在英语学习中的语言逻辑和记忆能力都会得到显著提升。他们不仅能够更好地记忆单词和掌握语法规则，还能够在实际情境中流利地运用英语进行表达。这样的学习方式不仅能够提高孩子的英语学习效果，还能够培养他们的学习兴趣和自信心。

家长可以这样做

1. 交替使用视觉、听觉和动觉学习，利用图片、视频、音频、实物等多种方式学习，让孩子通过不同的感官来接收和处理信息，刺激左右脑同时活跃起来。

2. 尝试不同的学习工具，如使用电子学习工具、纸笔、绘画工具等，让学习过程更有趣味性和多样性。

3. 平衡逻辑与创造思维，通过解谜、数学游戏、编程等活动，锻炼孩子的逻辑分析能力，促进左脑发展。鼓励孩子参与艺术创作、音乐表演、手工制作等活动，发挥想象力和创造力，促进右脑发展。

亲子练习：左右脑协同

孩子日常学习中，在左右脑协同开发上，哪些方面做得比较好？记下你的成功经验。如果遇到困难，还有哪些方法可以尝试？记录一下您准备尝试的新方法，在实践中运用。

_____

_____

> **脑科学加油站**
>
> α 波与 θ 波
>
> 大脑中有不同的脑电波，和记忆相关的是 α 波与 θ 波。
>
> α 波频率为 8～14 赫兹，通常在人处于放松状态时会产生，比如听舒缓音乐、冥想，因此我们提到的音乐记忆法，就是利用放松产生 α 波提高记忆效果。
>
> θ 波频率为 4～8 赫兹，是"好奇心"的象征，当我们因感兴趣而产生好奇心时，或是处于兴奋、紧张和期待的状态时，θ 波就会出现。因此，我们感兴趣的内容，即使复习次数很少也能记住。这就启示我们要保持好奇心，充满"童心"，促使 θ 波出现。
>
> 另外，来回走动时（坐公交地铁时）海马体会自动产生 θ 波，使记忆力得以提高。可以说，"走动"是提高记忆力的开关，坐着不动背书不如边走边背效果好。

1.5 精准识别学习风格，开启因材施教的魔法之旅

教育家陶行知说："培养教育人和种花木一样，首先要认识花木的特点，区别不同情况给以施肥、浇水和培养教育，这叫因材施教。"不同的孩子在学习方面也有不同的风格，懂得根据自己孩子的特点因

材施教，孩子的学习才会更加高效。

最近乐乐妈妈特别苦恼，因为乐乐上课总是坐不住，小动作很多，有时候用手碰碰同学胳膊，有时候用脚踢踢同桌，同学们都不想跟他同桌，老师也因此找乐乐妈妈谈了几次话，还反映乐乐最近好几次作业没做完。乐乐妈妈跟乐乐交流之后了解到，乐乐听错、听漏了作业内容。

乐乐妈妈以为乐乐得了"多动症"，带他去医院做了检查，结果并不是。而且，乐乐的学习成绩也不差，中等偏上，这是什么原因呢？我对乐乐进行了访谈和测评，发现乐乐属于触觉学习型孩子，动手能力强，擅长各种运动，但无法保持长时间专注力。

事实上，每个孩子都有自己的学习风格偏好，作为家长，首先要了解孩子的学习风格，然后进行适当引导，这样才能事半功倍。

★学习风格有3种，你的孩子偏好哪一种？

美国神经语言程序科学建立了一个VAK理论：人类主要靠眼（视觉Visual）、耳（听觉Auditory）和双手（触觉Kinesthetic）去接触世界，并且这也是人类最常用的接收讯息的三种过滤系统，简称VAK模式。科学家根据感知渠道的偏好，将学习风格分为三种类型，即视觉学习型（V）、听觉学习型(A)和触觉学习型(K，也叫动觉学习型）。

视觉学习型孩子：学得快、记得快的好学生

视觉学习型孩子的特点（如图1-19所示）是观察力敏锐，善于用眼睛从外界获取信息。通过阅读、读图等视觉感受来学习的方式最适合他们。

这类学生一般接受能力强，记忆快，理解快，能跟上老师的节奏，但同时遗忘也快。他们喜欢通过记笔记、画图或制作思维导图等方式来辅助记忆，相对来说喜欢写作业，是传统意义上的好学生。

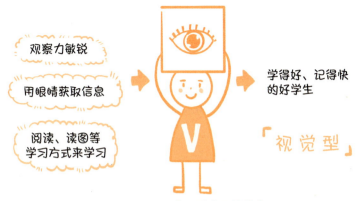

图1-19 视觉学习型孩子的特点

听觉学习型孩子:看似漫不经心的学习高手

听觉学习型学生的特点(如图1-20所示)是常常在课堂上给老师一个"隐形耳朵",眼神可能四处游离,手中的笔还在不停地摆弄。他们的这种"不认真"的外表常常会给人一种错觉,然而他们的听课效果却出奇得好。因为表面看他没有听讲,其实他在调动灵敏的听觉系统,将知识输入大脑。

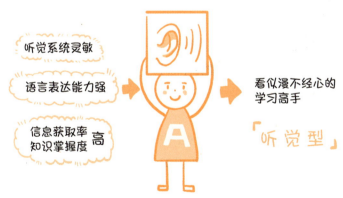

图1-20 听觉学习型孩子的特点

同时,他们的语言表达能力很强,也乐于分享,容易"插嘴",有时会对课堂秩序造成一定影响。因为,只有当他们说出来或听到了，才能真正牢靠地记住知识。他们也不愿意过多地书写，对于完成作业这件事，他们可能会面临一些挑战。对于这类学生，我们应该认可他们的学习节奏，尊重他们的学习方式。

传统课堂对于听觉学习型的孩子更加有利，因为课堂上50%～80%的时间是老师站在讲台上讲。同样一堂课，听觉学习型孩子的信息获取率和知识掌握程度可达到另外两类孩子的1～2倍。

触觉学习型孩子：课堂坐不住，爱动手实践

触觉学习型孩子的特点（如图1-21所示）是课堂上往往坐不住，动手能力非常强，喜欢探索，善于从实践、实验和体验中巩固课堂所学知识。这类学生往往具有强烈的好奇心和探索欲望，他们喜欢动手尝试、组装、制作和发明。

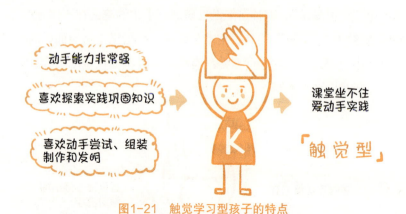

图1-21 触觉学习型孩子的特点

乐乐就是这样的孩子，虽然上文化课总是坐不住，但在学校的手工社团课上，他总是做得又快又好的那一个，而且他还热心帮助其他同学，展现出触觉学习型孩子良好的创新精神。

★ 如何了解孩子的学习风格？

家长可以通过以下几种方式了解孩子的学习风格：

<u>第一种方法：观察法</u>

观察孩子的学习特点，比如有的孩子喜欢采用画图、创作、记笔记等方式记忆知识，而有的孩子则喜欢采用朗读、听讲、复述等方式记忆知识。

<u>第二种方法：测验法</u>

学习风格测验法可以比较科学地测评孩子的学习风格。目前市面上有很多学习风格测验工具，例如 Fleming VARK 学习风格测验等可以帮助我们更好地了解孩子。

<u>第三种方法：实践法</u>

通过实践感受孩子在学习过程中的不同体验。尝试使用不同的学习方法，比如画图、朗读、复述、记笔记等，找到最适合孩子的学习方式。这种方法需要我们不断尝试、实践。

★ 不同学习风格的孩子如何引导？

<u>视觉学习型的孩子适合的引导方法</u>

（1）使用视觉辅助工具，如图表、图像、动画等呈现学习内容，帮助孩子预习或复习。因为视觉学习型孩子有较强的构图能力，上述辅助工具能促进孩子左右脑的运用，提高孩子对所学知识的理解能力。

（2）阅读和浏览丰富的图书、报纸、杂志等，以加深对知识的理解。

（3）当孩子阅读时，可以让他边读边做笔记，因为做笔记是视觉型孩子的强项。可以引导孩子制作思维导图或彩色笔记，以图形方式整理和记忆知识。

（4）和他一起制订一份计划表，把不同时间需要做的事情用不同的颜色标注出来，也可以配上图片或孩子的照片。

（5）孩子的书桌保持整洁，让孩子能够集中注意力不分心。

（6）在孩子记忆某些概念或者知识要点时，可以让他闭上眼睛，在脑海中想象用图画或者实物形象来与之产生关联，以提高记忆效率。

听觉学习型的孩子适合的引导方法

(1)用含有节奏和韵律的儿歌或者诗词帮助他们更快地记忆。

(2)听讲座、听音频故事或讲述,以听觉方式获得知识。比如,孩子背课文很难,可以通过播放课文音频来记忆。

(3)大声朗读有助于听觉型孩子对概念有更好的理解,不懂的题目大声朗读两遍。

(4)可以让孩子自己把学习内容录音或复述,还可以对自己提问,然后边重放边回答,充分利用听觉型孩子喜欢听、愿意说的特点,进行有效学习。

(5)参加小组讨论或辩论活动,通过交谈、讨论等方式学习。

(6)提供一个相对安静的学习场所,帮助孩子集中注意力,减少干扰。

触觉学习型的孩子适合的引导方法

(1)理解他们不是"多动症",也不是"破坏大王",许多行为是他们想要积极学习和探索的表现。

(2)进行实验、操作实物或模型、表演,通过亲自动手来深入理解和体验知识,让孩子感受到"玩中学、做中学"的乐趣。

(3)准备一块黑板,让孩子在上面写、画,以便帮助他把所接受的信息以动作的形式存储起来;也可以让孩子当小老师,给家人讲讲题目。

(4)允许孩子边活动边学习。比如一边收拾玩具一边练习数学计算,一边玩球一边复习诗词。

(5)给孩子提供丰富的学习工具,比如创作手工艺品、制作模型或进行手工活动,让孩子在动手实践过程中更深刻地掌握知识。比如动手做科学小实验,亲自种一棵向日葵,养一只小动物,或是用橡皮泥捏一捏,拼搭乐高等。

(6)对孩子多使用手势语言,这有助于孩子关注和理解你所说的内容。

利用多感官提升学习效率

人们在记忆外部信息时，必须先要去接受这些信息，而接受信息的"通道"有视觉、听觉、嗅觉、味觉、触觉等，我们把多感官参与的记忆叫作"多通道"记忆。

多感官学习法，让孩子通过图片、肢体动作、听觉等加深对信息的理解，延长信息在大脑中停留的时间，记忆效果比单通道记忆强得多。

多感官法背单词

当教孩子学习英文单词"orange"（橙子）时，如果我们只使用听觉，就得反复教孩子读"orange"。然而，孩子在重复读的过程中很容易走神，导致学习效果不佳。但如果我们同时运用多种感官，效果就会大不相同。如图1-22所示，我们可以先教孩子回想橙子的颜色是橙色的，再提醒他们橙子的味道；然后引导孩子在心中想象一个圆圆的金黄色的橙子，感受它的香甜滋味；最后当他们读出"orange"这个单词时，他们就会更容易记住这个单词。

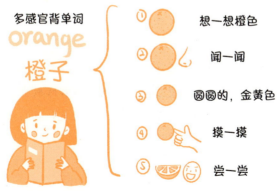

图1-22 多感官法背单词

多感官法背课文

当孩子背诵课文有难度时，可以调动"视觉符号记忆""运动记忆"等多感官进行模拟表演，和孩子分角色朗读课文，然后互相认领人物进行表演。比如背诵《小马过河》，可以分别扮演小马、小马妈妈、牛伯伯、小松鼠的角色表演一次，调用视觉、听觉、触觉多种感觉器官，孩子印象会非常深刻。

综上，要想提高孩子的学习效果，我们就要先了解孩子适合的学习风格，充分扬长避短，鼓励他们综合运用视觉、听觉、触觉调动大脑中枢的积极性，协同记忆。这也是我们常说的，在学习时要做到"五到"：心到、口到、眼到、耳到、手到。

家长可以这样做

1. 了解孩子的学习风格

通过观察或测评，了解孩子的学习风格，知道孩子有哪些行为偏好。比如，有些孩子喜欢在安静的环境下学习，另一些孩子则需要一定的背景音乐或动态环境来提高学习效果。

2. 尊重孩子的学习差异

每个孩子都是独特的，他们的学习风格各不相同。作为家长，我们要尊重孩子的学习差异，并理解孩子有自己的学习方式和节奏，避免过多的比较和评判，注重发展他们的潜能和兴趣。

3. 注意孩子的学习节奏

每个孩子的学习节奏都是不同的。一些孩子可能喜欢快速地掌握新知识，而另一些孩子需要更多的时间来理解和吸收新知识。注意孩子在不同学科或任务中的学习节奏，可以帮助我们更好地安排学习计划，确保孩子能够在适合他们的节奏下学习。

4. 鼓励孩子多样化的学习方法

孩子的学习风格不限于一种方式。有的孩子喜欢通过听课来学习，而另一些孩子则更适应通过看书或实践来学习。鼓励孩子采用多样化的学习方法，充分调动视觉、听觉和触觉，可以让他们充分发挥自己的优势，提高学习效果。

亲子练习：学习风格测评

做一下学习风格测评（表1-2），看看哪项评分最高，哪项最低，了解孩子的学习风格可能偏向哪一种，并思考如何扬长避短，提高孩子的学习效率。

表1-2　学习风格测试表

项　目	经常	有时	很少
1. 与阅读相比，我通过听讲就能够记住更多的内容			
2. 如果有人告诉我如何到一个新地方，我不写下路线图或查地图就会迷路或迟到			
3. 我喜欢写下内容或记笔记，以便日后复习			
4. 使用钢笔或铅笔进行书写，能够帮助我加深对知识的记忆			
5. 我需要对图表、图示或其他视觉材料的口头解释			
6. 当我想不起一个具体的词时，我会用手比划着帮助回忆			
7. 我喜欢制作图表或画图帮助理解			
8. 当两种声音混合在一起时，我可以辨别它们是否和谐			
9. 把内容多写几遍可以让我记得更牢			
10. 我可以轻松地理解和使用地图上的指示			
11. 一首新歌我多听几遍就会唱了			
12. 我经常玩弄口袋里的或手上的东西			
13. 记单词时，反复大声朗读字母比在纸上反复书写效果更好			
14. 与听故事相比，读故事能让我更好地记住故事内容			
15. 我喜欢在学习时吃零食或手上拿点东西			
16. 我感觉最好的记忆方法是在脑海中想象一个画面			
17. 我发现自己学习的时候常常停下来去做别的事			
18. 与阅读书本材料相比，我更愿意听讲座或演讲			

续表

项　　目	经常	有时	很少
19. 对新买的玩具或产品，我不喜欢看说明书，喜欢马上动手试着去用			
20. 我喜欢乱涂乱画，书本上常有很多图画			
21. 看过的电影电视，我对里面的音乐音响效果比对画面的印象更深			
22. 我读书的时候喜欢用手或笔指着读			
23. 体育课我不喜欢老师讲动作要领，而是喜欢自己先模仿			
24. 与书面说明相比，我更喜欢口头说明			

说明：请根据你的习惯，在每个项目后面选择适合你的选项。然后在学习风格统分表（表1-3）中根据相应的项目号填写分值，以获得各标题的偏好分数。例如，问题1的答案是"有时"，那么在中间一栏数字1后面填上3。

表1-3　学习风格统分表

经常 = 5分；有时 = 3分；很少 = 1分					
视　觉		听　觉		动　觉	
编号	分值	编号	分值	编号	分值
2		1		4	
3		5		6	
7		8		9	
10		11		12	
14		13		15	
16		18		17	
20		21		19	
22		24		23	
视觉总分值 =		听觉总分值 =		动觉总分值 =	

脑科学加油站

"下橄榄核"与记忆力

心理学家理查德·汤普森和医学家斯凯尔研究证明,人的小脑中被称为"下橄榄核"的部位对记忆起着重要作用。在学习中,充分调动人脑视觉中枢、听觉中枢、语言中枢、运动中枢等各个部位的积极性,协同记忆,对于提高记忆质量效果显著。如果孩子在学习中用到了身体的多部位,大脑就能被更好地激活,孩子也就越来越聪明。

应该特别强调的是,通过实验、制作等实际操作,不仅可以增强感性认识,提高记忆效果,而且由于经常活动手指,还可以使大脑沟回增多变深。大脑控制整个躯干的脑细胞数量只相当于控制双手的脑细胞数量的1/4。特别是左手参与实验、制作等,有利于开发右脑,培养创造力。

1.6 玩转思维导图,学习高效又轻松

小菲在小学期间,她几乎没有上过语数外的课外辅导班,放学后总是忙着打篮球、画画、弹钢琴,但每次考试各科成绩都很优秀,不仅数学能一题多解、举一反三,写作文也表现出很好的发散思维能力,可以想出很多新奇的点。原来她妈妈从小就用思维导图给她训练,长大后她也会思维导图整理读书笔记和知识点。当别人请教她记忆方法时,她回答说:"课本的知识用思维导图整理成笔记就记住了!"

思维导图被称为"挖掘大脑潜能的钥匙",学会这种记忆方式,

可以锻炼孩子的思维方式，让学习变得轻松高效。

通常情况下我们见到的思维导图有两种：一种是东尼·博赞的 Mind Map；另一种是美国教育学博士大卫·海勒的 thinking maps，又叫八大思维图示，包括圆圈图、树型图、气泡图、双气泡图、流程图、因果图（复流程图）、括号图、桥型图。

★ 思维导图与脑科学

思维导图为什么能提升记忆和理解能力？我们需要了解思维导图背后的脑科学原理，以及其与大脑工作方式的密切关系。

（1）大脑视觉信息处理优势：思维导图鼓励使用图像、颜色、线条和关键词，这涉及大脑的多个区域，特别是视觉和创造区域。这种全脑参与有助于提高记忆力和理解能力。

（2）大脑记忆机制：思维导图利用了大脑对于空间记忆和关联记忆的特点。大脑对于信息的存储和回忆往往与空间和位置相关，而思维导图通过将信息以图形化的方式组织在空间中，与大脑的记忆机制相契合。

（3）神经可塑性：思维导图通过连接不同的节点和分支，展示了不同概念之间的关系和层次结构，帮助大脑不断建立新的神经连接，加强神经网络的连接，从而提高记忆力、理解力和问题解决能力。思维导图也有助于激活大脑的创造性思维和联想能力。

★ 托尼·博赞思维导图

思维导图发明者、世界记忆大师托尼·博赞对思维导图的定义："思维导图（Mind Map）是一种可视化思考工具，可用于所有的认知功能，特别是记忆、学习、创造和分析。思维导图法（Mind Mapping）是独特结合想象、色彩和视觉空间分布的过程，这个技术通常使用能把大脑中的关联进一步激发为更深远想法的一些关键词把脑中的想法画出来。"

思维导图画法

步骤一：确定我们要画的主题，在白纸中央画上中心图像并写上主题关键词。

步骤二：总结主题可以展开的内容有哪些大类，围绕中心图像画出主干，并且在主干上方写上关键词。

步骤三：围绕顺时针方向的第1条主干一层一层地画出分支，并写上关键词。

步骤四：重复步骤三，围绕其他主干一层一层地画出分支，在分支上写上关键词。

步骤五：用彩笔补充相应的配图。为不同的分支和子分支上色，以便更好地区分它们。此外，可以在思维导图中添加图像和符号，以增加视觉效果和记忆性。

例如，三年级的语文课文《燕子》，可以画出如图1-23所示的思维导图帮助记忆。

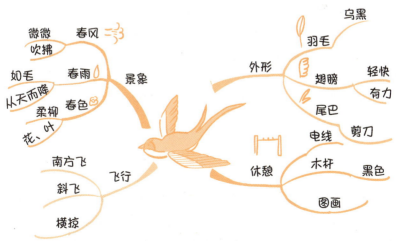

图1-23　思维导图法记忆课文《燕子》

★ 大卫·海勒八大思维图

思维图（Thinking Map）一共有8种类型，也叫八大思维图（如图1-24所示），分别对应人在思考时的8种思维过程，应用于孩子们的学习和生活，用来培养孩子们的阅读、写作、数学、逻辑思考、行为习惯等方面的能力。1992年，Thinking Maps被纽约、密西西比州、得克萨斯州等地的学校广泛应用于教学。2000年以来，它逐渐被英国、澳大利亚、新加坡等国家和地区引入，作为教育改革策略之一。

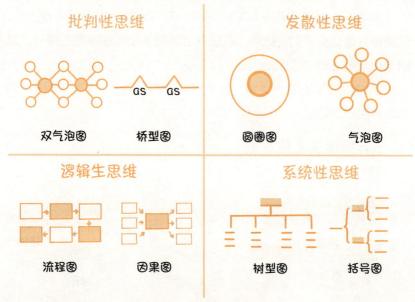

图1-24　八大思维图

用圆圈图提升发散能力快速记生词

爱因斯坦曾经说过："想象力比知识更重要。因为知识是有限的，而想象力却包含整个世界，推动社会进步，催生知识进化。"圆圈图可以帮助孩子拓展思路，打开想象力，思考问题更加全面。

圆圈图的绘制步骤：

1. 先画一个大圆，然后在大圆中心位置画一个小圆。
2. 小圆内写中心词，比如英语字母"C"。
3. 关于中心词的联想写在两圆之间。联想出来的可以是文字，也可以是图片。

英语学习需要大量记忆单词，小菲妈妈引导小菲用圆圈图（如图1-25所示）来进行联想，图文并茂地记忆单词。比如带字母C的单词有哪些？进行联想记忆，边写边画加强印象。

同样，在学习语文时，小菲也用圆圈法梳理同一偏旁的汉字（如图1-26所示）。这样借助一个偏旁复习相关的汉字，比如"火"字旁的字，可以想到各种烹饪方式、跟火相关的物品，总结归纳，这样可以为知识打上记忆结。

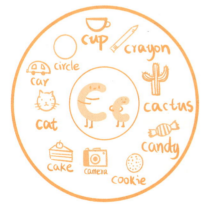 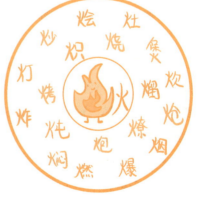

图1-25 用圆圈图记忆单词　　图1-26 用圆圈图记忆汉字

"火"字旁的字：炒、烤、炸、炖、焖、烩、烧、煲、熘、炝、爆、烟、炮、燎、燃、灯、炊、炽、灶等。

用气泡图厘清思路快速写作文

小雨三年级了，她写作文的时候总是非常痛苦，不知道怎么写，常常坐在书桌前发呆，半天写不出一个字。她的妈妈来咨询我，有没有什么好的方法可以让孩子顺畅地写出作文。我教给小雨妈妈气泡图的方法,让她帮小雨快速构思作文。

比如写《我喜欢的小动物》,首先可以和孩子一起准备一张大纸和一支彩色笔,然后如图1-27所示在纸的中心位置让孩子写下她最喜欢的小动物,比如小雨最喜欢小白兔。

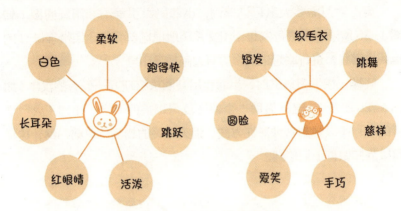

图1-27 用气泡图快速写作文

接下来,让小雨思考小白兔的特点和关键词,可以从"外貌""性格""生活习性"等方面来思考,然后写出关键词,比如柔软、白色、长耳朵、红眼睛、短尾巴、活泼、害羞、温柔、爱吃萝卜青菜、喜欢跳跃、跑得快等。

在这个基础上,我们可以根据这些特点和关键词,启发孩子添加合适的形容词和动词,把事物描绘得更加生动形象。

同样的道理,如果遇到写人的作文,例如写《我的奶奶》,可以从人物外貌、性格、兴趣爱好等方面来思考。先列出关键词,比如短发、圆脸、爱笑、勤快、手巧、慈祥、喜欢跳舞、会织毛衣……有了这些内容,再加上描述和事例,就可以让人物形象更加丰满立体。

<u>用树型图提升系统性思维能力</u>

树型图也称为向下分类图,是一种高效整理零散且数量庞大事物

的可视化工具。它以一个核心主题为中心,该主题下延伸出多个类别分支,每个类别再进一步细分为具体的子项或事物,从而形成一个层次分明、逻辑清晰的分类结构。这样可以使复杂的事物变得简单,凌乱无序的事物变得有序。通过分类整理,寻找事物间的共性与特性,可以提升孩子的系统性思维。

例如,带孩子去参观游览长隆野生动物园,观看了各种动物,如何让孩子说得清楚、写得有条理呢?可以采用如图1-28所示的树型图进行梳理,一目了然。

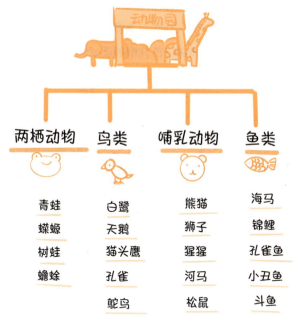

图1-28 用树型图梳理思路

用双气泡图提升判断分析能力

双气泡图主要是通过两个事物的对比,让我们更好地区分混淆的实物,或是通过两个方案的对比,理性做出选择和正确判断,可以提升孩子的判断分析能力。

双气泡图的基本画法

第一步：画两个圆圈，在圈内分别写上两个需要比较的中心词 A 和 B。

第二步：在两个中心词之间画圆圈，列出两个中心词的相同点，有几个相同点就画几个圆。

第三步：在两个中心词两侧成对画圆，写出两个中心词的不同点。

双气泡图使用举例：

语文：对《小枣树》的分析

小学二年级课文《小枣树》中，小枣树和小柳树有哪些不同呢？可以如图 1-29 所示用气泡图进行对比分析：

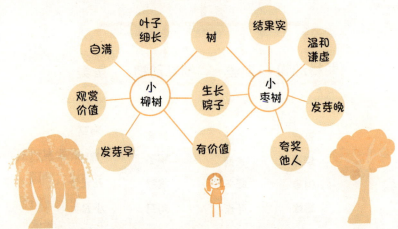

图1-29　用双气泡图对比分析课文

用括号图提升全局思维能力

当孩子脑子里一团乱麻，不知道怎么把各种各样的知识罗列清楚时，就要请出"括号先生"来帮忙了。括号先生善于用"总分"结构把"整体"和"部分"拆分开来，这样就可以在大脑中明白各部分的结构关系了。

如图 1-30 所示，可以用括号图清晰地列出四季的特点。

著名数学家华罗庚先生谈到自己的学习心得时说："读书要从薄到厚，再从厚到薄！"当孩子学完一个单元的知识点时，可以用括号图来梳理本单元主要内容。当孩子学完整本书，进行复习时，也可以用括号图把整本书内容概括一下，这样就有了整体意识。把知识进行归纳、总结和提取，这是许多学霸的成功秘诀。

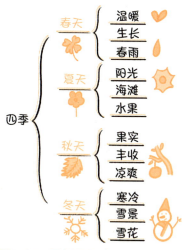

图1-30 用括号图清晰地列出四季的特点

用流程图提升条理性思维能力

流程图可以用来梳理一些常规事物的顺序、步骤，比如起床后的时间安排、去超市购物的安排、解答数学题的步骤、写作文前列提纲等，训练孩子的程序性条理性思维，帮助孩子学会统筹和规划。

流程图的绘制步骤：

1. 间隔画出一系列方框。用带箭头的直线连接方框，箭头指向下一步流程。

2. 按照顺序在方框内填写每一步骤。

3. 某个步骤下如有子步骤，可以写在对应步骤的下方。如果子步骤有先后顺序，也可以用箭头表示出来。

如果孩子每天起床后不知道自己要做什么，总是要大人去催促，不如引导孩子如图 1-31 所示画一张早晨起床后的流程图，然后启发孩子："我们日常惯例表的下一项是什么？"训练孩子慢慢变得独立。

孩子阅读的时候，也可以画一张流程图帮助记忆。可以根据流程图复述故事，加深印象，锻炼记忆力、表达力和动手能力。

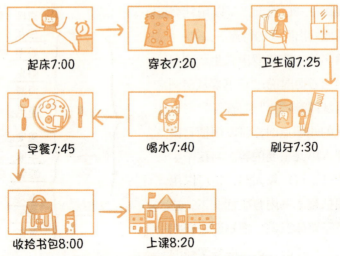

图1-31 用流程图画出起床后的流程

复流程图提升因果思维

复流程图也叫因果图，是一种专门用于分析事件发生原因与其对应结果的图形化工具。它通过直观的视觉呈现，深入探索事物之间的因果关系，鼓励辩证地看待问题。因果图以因果思维为核心，将分析原因和结果的逻辑过程可视化，帮助孩子系统地识别某件事情发生的根源，以及可能引发的连锁反应。这一过程不仅促进了孩子有理有据地表达个人观点，还为他们提供了寻找并解决问题的有效路径。

因果图应用广泛，可用于分析近视的因和果、生气的因和果、环境污染的因和果、迟到的因和果、长蛀牙的因和果……

例如，用图1-32因果图引导孩子探索上学迟到的因和果：

因：睡晚了、忘定闹钟、赖床、吃饭太慢……

果：心里紧张、老师批评、影响学习、班级扣分……

用桥型图提升类比思维

想要培养孩子探索未知的能力，八大思维图示法里面的桥型图可以帮忙。我们可以如图1-33所示用桥型图训练学生建立多种事物间的类比关系，用已知推导未知，运用类比思维找到解决方案。

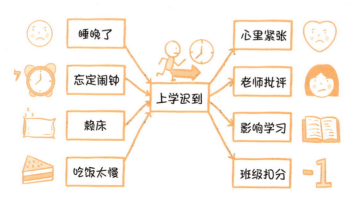

图1-32　用因果图探索上学迟到的因和果

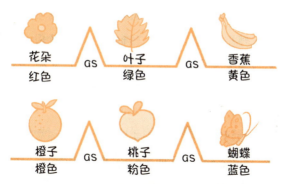

图1-33　用桥型图提升类比思维

很多发明创造都受到动物的启发，受到蜻蜓的启发发明了飞机，受到蝙蝠的启发发明了雷达，那么采用类比思维，潜艇的发明受到什么启发？青蛙又给了大家什么启发？按照这种方法，让孩子去深入思考。

<u>家长可以这样做</u>

1. 当孩子记忆单词、背课文时，可以画一张思维导图帮助孩子记忆。英语学习需要大量记忆单词，小菲妈妈引导小菲用圆圈图来进行联想，图文并茂记忆单词。

2. 当孩子写作文没有思路时，可以用气泡图来构思，列出关键词，然后按照逻辑顺序展开文章，启发孩子添加合适的形容词和动词，将事物描绘得更加生动形象。

3. 当孩子遇到需要用顺序步骤完成的任务时，用流程图来训练孩子的条理性，比如起床之后的时间安排、去超市购物的安排、解答数学题的步骤、写作文前列提纲等，帮助孩子学会统筹和规划。

4. 学完一个单元，可以用思维导图或括号图整理概括知识点，用自己的话来讲一讲知识点。

亲子练习：利用思维导图快速构思作文

当孩子写作文抓耳挠腮没有思路时，用思维导图的方式帮助孩子一起梳理，看看按照什么逻辑结构来列提纲比较好，是时间顺序，还是空间顺序？从哪几个方面来写？列出主干的关键词，然后一起说一说，补充分支的细节关键词。接下来，根据思维导图，先让孩子口述一遍，再动笔，这时是不是就会下笔如有神？

脑科学加油站

乙酰胆碱

乙酰胆碱在大脑中作为重要的兴奋性神经递质之一，能够促进神经冲动的传导。乙酰胆碱与记忆和学习功能密切相关。它是产生 θ 波的根源，通过调节突触传递，改善信息加工效率，具有激活海马体以保持意识清晰、提高记忆力的作用。

缺乏乙酰胆碱可能导致注意力不集中、记忆力下降等认知障碍，而适量的乙酰胆碱则有助于保持大脑清醒，增强记忆力。主流研究认为，人体内该物质含量增多与阿尔兹海默病（老年痴呆症）的症状改善显著相关。

感冒药、晕车药、止泻药都可以抑制乙酰胆碱发挥作用，让我们昏昏欲睡。因此，我们在考试前如果不得不服用感冒药，一定要咨询一下药剂师，选择那些不含有抑制乙酰胆碱成分的药物，以免影响考试发挥。

第 2 章

多巴胺学习法，让孩子的学习动力火箭升空

2.1　多巴胺快乐学习法，让学习成为闯关游戏

2.2　用趣味游戏法，让孩子爱上写作业

2.3　跳出课本，在游玩和实践中点燃孩子的学习热情

2.4　识别四种马虎类型，根治马虎问题

2.5　孩子沉迷电子游戏，家长这样沟通更有效

2.6　费曼学习法：培养主动学习的小学霸

2.1 多巴胺快乐学习法，让学习成为闯关游戏

你有没有遇到过这样的情景：孩子学习和写作业的时候，总是坐不住，一会儿跑出来喝水，一会儿上厕所，要么就是在那里抠橡皮发呆，拖拖拉拉，半天写不了几个字。如果让他放下书本玩游戏，他立马就生龙活虎，精神百倍。

威威就是这类孩子中的一个，他的妈妈非常苦恼地向我咨询，说威威很聪明，就是不爱学习。一谈到学习和写作业他就面露难色，拖拖拉拉，需要家长反复催促，而一说玩游戏他就劲头儿十足，笑逐颜开。特别是迷上一款电子游戏后，威威的心思都在游戏上，学习成绩越来越差。怎样让孩子像爱游戏一样爱上学习呢？威威妈妈非常困惑。

★ 多巴胺：大脑中的快乐递质

游戏为什么让孩子这么喜欢，甚至大人都沉迷其中？因为游戏设计者特别懂心理学，在游戏设计中加入了大脑最喜爱的心理学机制，促使大脑分泌与快乐相关的神经递质——多巴胺，让人沉迷其中，难以自拔。

多巴胺是大脑中的一种重要神经递质，它常常和"快乐""兴奋"联系在一起。

脑神经科学家发现，多巴胺主要存在于大脑的四个主要通路中。

首先是边缘系统，它由来自黑质的多巴胺神经元投射到前额叶皮质和大脑边缘系统的各个区域。这个通路与运动控制、认知功能和情绪调节等密切相关。第二个通路是内侧系统，它由黑质的多巴胺神经元投射到海马、杏仁核和纹状体等区域。这个通路与情绪、记忆和奖赏等功能有关。第三个通路是运动系统，它由黑质的多巴胺神经元投射到大脑皮质和基底节等区域，参与运动的调节和控制。最后一个通路是视觉系统，它由蓝斑核的多巴胺神经元投射到视觉皮层和视觉处理区域，参与视觉信息的处理和调节。多巴胺路径如图2-1所示。

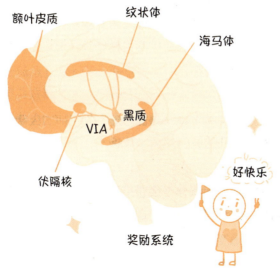

图2-1 多巴胺路径

当我们做喜欢的事情时，大脑会释放多巴胺，让我们感受到快乐和满足。

如果孩子在学习中能有快乐的体验，多分泌多巴胺，就会极大地调动孩子的自主学习力。

那么该如何做呢？不妨引入游戏机制。

★ 用游戏设计机制促进孩子学习

游戏的设计者一般都深入研究过心理学,非常懂得人的心理。什么样的游戏容易让人上瘾呢?我们来看看游戏的设计机制:

<u>1. 新鲜刺激</u>

游戏具有很强的趣味性和刺激性,比如挑战新的关卡,可以设置场景让你成为国王、勇士、足球明星等。

<u>2. 目标明确</u>

游戏有明确的等级、任务和奖励,这让玩家始终知道自己需要做什么,以及达到目标后能获得什么回报。比如打败怪兽恶魔拯救公主,和队友合作赢得比赛,从青铜等级升级到白银等级再过关斩将升级到王者等级……游戏中有明确的目标任务,通过目标任务勾起玩家的挑战欲,激励玩家的斗志。

<u>3. 激励机制</u>

游戏通过升级、解锁新道具、获得荣誉等方式激励玩家持续进步,满足其内心深处的成就感和自豪感。

<u>4. 及时反馈</u>

在游戏中,每一次操作都会带来即时反馈,这种快速响应让玩家能够及时调整策略,不断挑战自我。

<u>5. 社交元素</u>

许多游戏支持多人在线协作,增强了游戏的互动性和趣味性,也让玩家之间建立了深厚的友谊。

★ 把游戏闯关引入学习中

游戏中有各种闯关环节,我们也可以引入学习中来,将孩子的作业和学习进行游戏化设置。

比如我女儿喜欢 Kitty 猫,一年级的时候,我们就一起发明了

"Kitty猫闯关"游戏,把今天的5项作业都写成闯关卡,语文、英语、数学、架子鼓、主持人,每完成一项就闯过一关,画上一面彩旗,待到集齐5张闯关卡,就给她的Kitty猫画上胜利的红旗,登上领奖台。

我儿子喜欢奥特曼,特别喜欢收集各种奥特曼卡片。因为有兴趣,他5岁多就能认熟各种奥特曼,以及各种武器。6岁上小学一年级刚学20以内数学进退位加减法时,他掌握得很不好,总是错,我教了很多次他还是会搞混,自己也很沮丧,甚至都不想做作业了,自顾自地在纸上画起了奥特曼。怎么办呢?

我灵机一动,跟他说:"阳阳,咱们来个奥特曼闯关游戏怎样?"他立即来了精神。我让他画一些奥特曼和怪兽,再列上加减法算式,约定奥特曼只要闯关成功,就可以有新的武器和能力,打败各种怪兽。后来他边画画边做题,很快就过关斩将了。这个办法极大地激发了他的学习兴趣。

最终,他打败了所有怪兽,戴上了胜利的王冠,挥舞着宝剑,兴高采烈。从那以后,阳阳的进退位加减法才终于搞明白了,第二天他高兴地说,老师出的算术题他全对了,得了100分。

当然,我们也可以把奥特曼卡片换成其他孩子喜欢的卡通人物,取上不同名字,根据难度设定不同等级,让孩子通过闯关赢得荣誉,是不是很有意思?

★ 多巴胺快乐学习计划

结合游戏设计机制,我请威威妈妈和威威一起设计快乐游戏计划,并取名叫威威龙闯关记(如图2-2所示),步骤如下:

第一步,设置目标,按照孩子的爱好特点取一个有趣的名字——威威龙闯关记,建立21天打卡闯关计划,目标是下次测试数学成绩提高5分。

第二步,设置好闯关任务,如每天完成1页数学口算、做2道应用题。每当威威完成一次任务，他都能获得一个积分作为奖励。一周任务完成不错，就能获得一个闯关卡兑换小奖励，等累计到约定数量时，就可以闯关成功，换取他心仪的玩具或去海洋馆游玩等特别的机会。

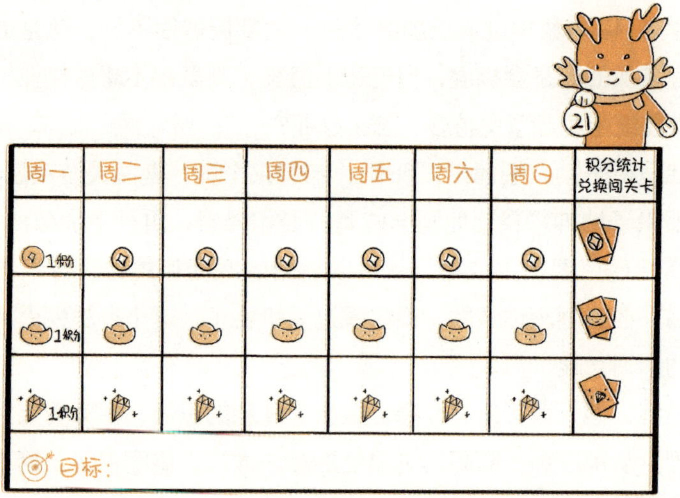

图2-2　威威龙闯关记

第三步，每当威威表现好的时候，妈妈就给他鼓励点赞。威威忘记打卡的时候，妈妈会及时提醒他。妈妈还跟威威一起闯关打卡，妈妈每天看5页书，运动30分钟。两人互相监督，相互鼓励。

一段时间后，威威的学习态度发生了明显转变。他不再觉得学习是枯燥无味的事情，而将学习看作积累知识和提高自己的途径。同时，威威的成绩也有了显著提升，达到了数学成绩提升5分的目标，在班上获得了老师的表扬，他的学习兴趣更浓厚了，他更积极地投入学习，想要取得更好的成绩。

如果你的孩子不爱学习，你也可以利用游戏设置的机制，提升孩子的学习积极性。

家长可以这样做

1. 设置有趣的角色和情节：根据多巴胺特点，孩子的大脑很容易对新奇的东西起反应，能够激发孩子的好奇心非常重要。如果让孩子对学习减少倦怠感，解决的方法是不断有新的乐趣加入重复性的学习。比如，把孩子喜欢的动画片角色引入学习，例如奥特曼打怪兽，名侦探柯南抓小偷等。

2. 目标设定：与孩子一起制定学习目标，如每周背诵一定数量的单词、数学练习题正确率达到90%等。明确的目标能让孩子学起来更有方向。任务分解则是将大目标分解成小任务，让孩子一步步地实现。在游戏中，任务分解可以让玩家逐步解锁新技能、获取奖励，从而增强游戏的吸引力。在学习中，任务分解可以帮助孩子将复杂的知识点分解成易于掌握的小知识点，提高学习效率。

3. 适当奖励：在学习中，我们也可以引入奖励机制。例如，当孩子达到某个学习目标时，给予孩子小贴纸、小礼物等奖励，或是让孩子获得玩具、书籍或与家人共度美好时光的机会。这些奖励可以让孩子感受到学习的快乐和成就感，从而更加积极地投入到学习中。

4. 及时反馈：在学习过程中，要给予孩子及时反馈，让他们知道自己的进步与不足。例如，每当孩子完成一个学习任务或小测验后，给予他们正面评价或小奖励，让他们感受到自己的努力得到了认可。

5. 鼓励同伴：鼓励孩子与同伴一起学习，通过互相讨论、解答疑惑来增加学习的趣味性和互动性。家长也可以与孩子一起参与学习活动，成为他们的学习伙伴，共同探索知识的海洋。

亲子练习：设计亲子游戏闯关卡

和孩子一起设计亲子游戏闯关卡，每天设置小任务，设置积分奖励。如果孩子做到了约定的内容，就要及时给予正向反馈，给予积分奖励，让孩子有机会用积分兑换相应的奖品，如图2-3所示。

图2-3 亲子游戏闯关卡

快乐递质多巴胺

大脑神经元里储存着一种叫多巴胺的神经递质,当含有多巴胺的神经元被激活时,这些多巴胺就释放出来,与另一种目标神经元的多巴胺受体结合,人就能产生愉悦的感觉。多巴胺的分泌,常常让我们感到"快乐"和"兴奋"!

1．多巴胺的作用

（1）调节情绪,使人感到快乐和满足。

（2）调节学习和记忆：增强记忆的存储,提高学习效率,有助于人们更好地理解和记住知识。

（3）调节运动：通过影响神经元的活动来控制肌肉的收缩和松弛,从而调节人体的运动,提高身体的新陈代谢水平。

（4）调节奖赏机制：当人获得奖赏时,多巴胺水平会升高,从而强化获得奖赏的行为,持续去做。

2．如何促进多巴胺分泌

（1）饮食：多吃含有色氨酸的食物,比如甜杏仁、苹果、香蕉、梨、核桃、葵花籽、花生、大豆等,可促进多巴胺分泌。

（2）运动：有氧运动,比如游泳、散步、跑步、体操、跳舞等可以使大脑释放多巴胺。

（3）学习探索：大脑追寻新奇刺激，学习一个全新的技能，尝试新的活动，探索未知的地方，勇敢挑战自己，都会让多巴胺在身体内涌动。

2.2 用趣味游戏法，让孩子爱上写作业

"我家孩子挺聪明，就是不爱学习，玩的时候生龙活虎，鬼点子很多，一拿起课本就垂头丧气，做作业拖拖拉拉，不喜欢写字，讨厌写作文，感觉学习对他来说是个不得不完成的任务，非要我催着才能慢吞吞做，鸡飞狗跳是常有的事，真是心烦！"皮皮妈妈说。

"别提了，我们家孩子也一样，你要是让他看电视玩手机，两个小时可以一动不动，如果让他写作业，一会儿要上厕所，一会儿要喝水，写一会儿字就说好累要休息。感觉他对学习没啥兴趣，只对玩感兴趣。"明明妈妈也叹了口气。

一做作业就唉声叹气，一玩游戏就生龙活虎，这是不少孩子的共同点。特别是小学低年级的孩子，刚刚从充满乐趣的幼儿园进入天天"读写算"的小学，心理上还没有完全适应，觉得学习"无聊"。如果能把无聊的作业变成像游戏一样有趣的事情，那么孩子是不是也乐在其中？

★ 利用大脑"奖赏效应"让孩子对学习"上瘾"

大脑中存在一种神经递质叫"多巴胺"，当人高兴时神经元就会

释放出一定量的多巴胺。当孩子学习知识或技能时,比如孩子背会了一首诗,并且给爸爸妈妈朗诵,得到夸奖就会获得愉快的情绪体验,他的大脑就会分泌一次多巴胺。当被夸奖的次数增多,就会形成条件反射,奖赏信号会使大脑活跃,分泌更多的多巴胺,大脑奖励符合目标的行为,以便这些行为反复出现。那么,孩子之后就会更加愿意去背诗,朗诵给爸爸妈妈听。这样就形成了一种正向强化,让孩子对"学习上瘾",这就是大脑的奖赏效应(如图2-4所示)。

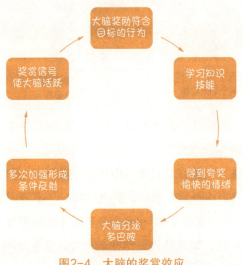

图2-4　大脑的奖赏效应

★趣味改名法把"学习"变成"玩"

小伟读小学三年级就产生了厌学情绪,他会想各种办法逃避学习。有一次他肚子痛,老师让妈妈把他接回家,妈妈让他好好休息,不写作业。后来他就经常各种痛,头痛,肚子痛,腿痛……去医院检查也没什么问题。

我从小伟那里了解到,他每天都被爸爸妈妈逼着学习,还要上各种课外培训班,"快去学习"是他每天听得最多的一句话。只要到了学习时间，温柔的妈妈就变身"母老虎"，经常对他发脾气怒吼，因此他对学习越来越讨厌，产生了心理上和生理上的不良反应。

然而，当我换一种说法对小伟说"我们来玩一个数字猜谜游戏吧"，小伟立即有了兴趣。于是，我把一道数独题给他，让他和我一起思考，比比谁先做出来，结果小伟很有兴趣，做得特别认真。他赢得了比赛，感到很有成就感，接下来还挑战了不同的"猜谜游戏"。同样一道题，用不同的方式跟他沟通，他的反应就大有不同。

我们可以用"趣味改名法"，把语文、地理、历史称为成"知识竞赛""讲故事"，把数学、物理、化学称为"猜谜游戏""科学实验"，学习内容不变，给孩子出题的方式换成更为新奇有趣的方式，孩子会"玩"得兴致勃勃。

塑造孩子"喜欢"学习的大脑回路，消除对学习"厌烦"的条件反射，是最为关键的。培养好孩子对学习的兴趣和热情，不用去催促逼迫，他们就会主动去探索知识。

★ 把无聊的作业变成游戏

"来背诵打卡啦！"儿子阳阳读小学之后，老师总会布置一些背诵任务，比如背诵诗词、《弟子规》《三字经》等，有时还要求录视频打卡，这对我们来说就是一项挑战。

有一次，阳阳读了好几遍还是记不住几句诗，录背诵视频总是卡壳，"再来一次""怎么这一句老错？再读三遍！"我有些不耐烦了。在我的再三严格要求下，他嘴巴一噘，抹着眼泪躺床上"罢工"了。本来时间紧任务重，这下又要花时间调整情绪了，真是欲速则不达呀！我一边暗暗后悔，一边想办法。对了，玩游戏！

"算了，不背了，咱们一起玩游戏吧！"儿子一听，立即擦干眼泪，从床上弹起来。我叫来爸爸、姐姐一起玩起了传球游戏。你传给我，我传给你，各种姿势都有，孩子们玩得哈哈大笑。玩了几轮以后，我提议增加一点难度,比如每人传球前要说一句诗。如果对不上来,其他人可以帮忙。先从简单的、大家都熟悉的开始,比如我先说"一去二三里",把球传给女儿,她接到球说"烟村四五家",然后把球传给儿子,儿子就应该说"亭台六七座",把球传给爸爸,爸爸以"八九十枝花"结尾。

玩着玩着,我就把刚刚学习背诵的几句诗加了进去。儿子想不起来,我和姐姐就提醒他。玩完了游戏,再录视频,神奇的事情发生了:刚才磕磕巴巴老也不会的那几句诗,居然被阳阳一次背过了!原来,人开心的时候,记忆力也能增强。

"学习哪有好玩的呀,不就应该规规矩矩坐在那里写作业吗?"学习和玩要要分开,这是理解上的误区。现代儿童心理学家皮亚杰提出,孩子要在"玩中学、学中玩"。孩子天生就会在游戏中学习,游戏是童年最重要的学习方式。正襟危坐怎么教都教不会的孩子,用游戏的方式一下子就教会了。家长可以和孩子一起动手动脑,根据孩子的爱好,玩一些学习力游戏,让孩子在有趣的玩耍中不知不觉学知识,懂道理,培养能力,对学习上瘾。

★ 角色扮演把作业趣味化

做作业一般都是枯燥无味的,有些孩子一提到做作业就提不起精神,但是提到各种动画片中的角色他们却如数家珍。孩子们想象力丰富,在现实和想象之间,孩子是天生的切换高手。赋予孩子一个角色,写作业的过程就会变得有趣起来。

"我们要当海盗寻宝探险,需要先闯关。"睿睿妈妈神秘地对睿睿说,她把睿睿周末需要完成的学习任务画成闯关地图,比如听写生字词、口算练习、写日记、练钢琴,完成一项就发放一张闯关卡,进入下一关,完成所有任务就算闯关成功,可以获得勇士勋章,或是一枚贴纸。集齐20枚贴纸,可以实现孩子的一个小愿望,比如去游乐园玩一次。

孩子一般都不喜欢主动检查作业,我们可以把"名侦探柯南"的角色赋予他。"作业做完了,你现在来当柯南,你的任务是抓住偷分贼,看看他们藏在哪里。"孩子找到错题,可以用不同颜色的笔标注出来。"抓住了!"然后,开审判大会,让"偷分贼"认罪,说出"诡计",比如使用了"障眼法",让人把 8 看成了 2。最后,改邪归正,擦掉错题,或是在错题旁写上"订",重新写出正确答案。

孩子不喜欢一成不变的游戏,可以经常变换花样,比如把游戏名字换成"啄木鸟医生看病""警察抓小偷""植物大战僵尸""奥特曼打怪兽"等,让孩子参与取名字,把喜欢的游戏角色运用其中,孩子的执行意愿会更强。

★玩游戏快速启动写作业之旅

当孩子不想写作业时,我们可以用玩掷骰子游戏的方法快速启动他的写作业之旅,如图 2-5 所示。

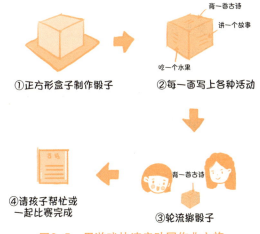

图2-5 用游戏快速启动写作业之旅

(1)与孩子一同动手,利用废旧的正方形盒子,包上彩纸制作一个六面体的骰子。

(2)在每一面写上各种学习和游戏活动。例如:讲一个故事,做

5道口算题,听写5个生词,红绿灯游戏,你说我做,吃一个水果,吃两块饼干,背一首诗,知识竞赛,趣味问答……

(3)抛出骰子,决定当天的第一个任务,家长和孩子轮流掷骰子并执行。

(4)学习内容可以请孩子帮忙完成,或是和孩子比赛完成。

骰子上的内容可以根据孩子的年龄和兴趣特点来设定,过一段时间可以更换。穿插游戏,是让活动更有新鲜感和趣味性,更快让孩子启动大脑,进入学习状态。

亲子练习:设计写作业的趣味游戏

和孩子一起打开脑洞,设计关于写作业的趣味游戏。可以跟孩子共同设计游戏的名称、规则、角色,或是跟孩子一起玩"知识竞赛""猜谜"游戏,既增进亲子感情,又增加学习趣味。

游戏名称:

_____

游戏规则:

_____

游戏角色:

_____

> **大脑的奖赏效应**
>
> 奖赏效应是一种正性强化效应,与中脑边缘多巴胺系统密切相关。"奖赏效应"提升人的认知能力是因为"奖赏"信号会刺激大脑皮层,使大脑活跃起来。
>
> 当我们完成了自己预设的目标,得到正向的反馈,大脑就会分泌快乐素,让我们感到满足和喜悦,促使我们继续这个行为。因此,要想让孩子爱上学习,就要让孩子感受到学习的快乐,让他想重复学习的行为。

2.3 跳出课本，在游玩和实践中点燃孩子的学习热情

2017 年，哈佛大学提出了"20 条快乐学习法则"，其中第六条引人深思：做你想做的事情。这一法则揭示了一个重要的道理：发现自己所热爱的事情，才能唤醒做事的"内驱力"。

孩子天生就是好奇的探索者，他们喜欢游戏、玩耍和动手实践。生活中处处都隐藏着学习的机会，关键在于我们如何巧妙地启发和引导。对知识的学习从来不是孤立的，学习的空间并不仅仅在教室或课本中，当我们能把枯燥的课本知识与五彩斑斓的大自然和丰富的生活实践相结合，与快乐的游玩活动相融合，孩子的学习热情就会被点燃。

从脑科学角度来看，"神经突触"越多大脑越聪明，丰富的大脑神经刺激能够显著提高孩子的神经可塑性，从而助力他们的认知能力和智力发展。作为智慧的家长，我们要懂得因势利导，善于捕捉孩子的兴趣点，放大他们的热情。这样，孩子就会对学习充满向往，探索知识的旅程也将变得更加有趣和有意义。

★ 参与丰富多彩的户外研学拓展视野

多感官学习、丰富的体验刺激有助于孩子大脑神经元连接，促进智力的发展，让孩子更加聪明。我们给孩子的学习材料也要丰富多彩，可以让孩子走进大自然，参加丰富多彩的研学活动，拓展自己的知识面。

让孩子参加博物馆主题研学，可以让孩子对历史和文化知识产生

浓厚的兴趣。孩子们参观恐龙博物馆，随着一副副恐龙骨架和一块块化石展现在眼前，孩子们的兴致空前高涨，一下子就记住了霸王龙、梁龙、风神翼龙、偷蛋龙、甲龙、三角龙、马门溪龙、慈母龙等各种各样的恐龙。曾经统治地球长达 1.6 亿年的恐龙为什么会灭绝呢？有很多不同的说法，这种世界不解之谜，也等待孩子们去解开。

去科技馆研学，可以现场体验科学原理和小实验，例如牛肚子里的旅行，火山喷发的原理，水的净化过程，太空中行星的运行，日食月食的原理等。宇航科技展厅有各种行星介绍和模拟飞行器，可以模拟登月，还可以体验失重状态和太空行走。孩子们亲身体验之后，更容易对相关知识产生深刻记忆，同时也能增强对科技的兴趣。

劳动实践的研学，比如通过种稻子、收割稻谷，体验粮食的来之不易；通过参观工厂，了解一支铅笔的生产过程，珍惜工人劳动成果……

★ 用"跳蚤市场"游戏学英语和数学

我女儿晨晨在学习英语美元货币单位时碰到了困难，看着家里的各种玩具，我灵机一动，跟她玩起了"跳蚤市场"游戏，如图 2-6 所示。

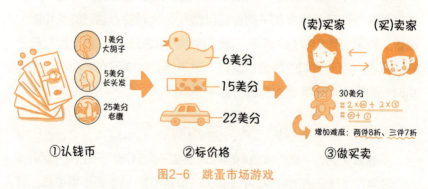

图 2-6 跳蚤市场游戏

第一步：认钱币。我们把一套仿真美元硬币放在一起，先根据人物特征和图案来记，取各种搞笑的名字，比如鬈毛、大胡子、长辫子,来分辨 1 美分、5 美分、10 美分、1 美元等。"把那个金色大胡子的 1cent 给我","这个银色长辫子的 5cents 给你","我要这个有老鹰的 quarter dollar(25 美分)"。在欢笑中,每人手中分得一笔钱,作为启动资金。

第二步:标价钱。把家里各种玩具物品标上价,有的标整数,有的故意标记成不是整数的,让她用几种货币来凑。比如一个橡皮小鸭子 6 美分,一块橡皮 15 美分,一辆玩具汽车 22 美分,还可以讨价还价。

第三步:做买卖。一个当卖家,一个当买家,让她在实际操作中练习货币换算。比如 30 美分的毛绒熊,可以用 2 个 10 美分和 2 个 5 美分凑,也可以用 25 美分和 5 美分凑。如果想增加难度,还可以进行甩卖打折,比如两件八折,三件七折。

这样,既能够把英语学好,还能把数学也巩固了,并且锻炼了孩子的口语表达能力,是不是一举多得?

★ 在旅行中增长见闻"知行合一"

"读万卷书,行万里路。"语文课本中出现过很多美景和名胜。"飞流直下三千尺,疑是银河落九天""若把西湖比西子,淡妆浓抹总相宜"……西湖的秀丽,庐山瀑布的壮观,泰山日出的绚烂,天安门的庄严,颐和园的古朴,以及桂林山水甲天下的美,皆是令人心驰神往的绝美风景。

这些经典篇目有很多好词好句,是必背内容。在想象中去记去背,很多孩子是囫囵吞枣,停留在书本上,不能灵活运用。如果能跟着课本去旅行,假期带着孩子去体会书中描绘的场景,"读游相融",不仅能满足孩子的好奇心,还能让孩子获得更鲜活的体验,实现"知行合一"。

米粒妈妈在孩子学习二年级课文《黄山奇石》之前,带着孩子去黄山,观看了黄山美景。当米粒看到课文中写的"猴子观海""仙人指路""金鸡叫天都"等描写黄山奇石的文字时,真实场景都一一浮现在她的眼前，印象特别深刻。她还和妈妈一起制作了PPT，为同学们分享了自己的见闻，获得老师和同学点赞，这也让她对学习充满了成就感。

旅行可以增长孩子的见闻，我们假期带孩子游览了无锡的三国城和水浒城，这两个地方是央视拍摄《三国演义》和《水浒传》的影视基地。孩子们不仅增长了见闻，还亲眼观看了书中描述的"三英战吕布"真人表演，再现那段激动人心的场景，感到非常兴奋和新奇。

经过亲身体验，孩子们就能写出更有真情实感的作文。每天记录行走日记，输出自己的所见所闻所感，不仅锻炼了他们的写作能力，还使他们的作文有话可说，有感可发。

★ 动手实践探索科学奥秘

"纸上得来终觉浅，绝知此事要躬行。"书上的一些知识，学完很快就会忘记，或是一知半解，只有通过动手实践，自己探索得来的，才能更加真切。

我女儿刚开始对学校的科学课程不太感兴趣，几次科学测试都错不少题，我仔细翻阅她的科学教材和试卷，发现她对许多基础概念（如动植物的构造和生长过程等）模糊不清。于是，我们决定通过实践来加深理解。我们一同种水仙花、栀子花，观察什么是雄蕊、雌蕊、花瓣、花萼，什么是雌蕊的柱头、花柱、子房，什么是雄蕊的花药、花丝。我们还一起养蚕，观察蚕卵、蚁蚕、吐丝结茧过程、蛹、蚕蛾、交尾、产卵的完整生命周期。这样一来，书中的概念都变得鲜活起来，不再枯燥难懂。

我还给她订阅了科学杂志，和她一起观看电视上的科学频道，做一些科学小实验，比如自制泡泡龙、彩虹雨、弹跳的鸡蛋、感应灯泡等，她逐渐感受到科学的魅力，对科学产生了浓厚兴趣，立志将来要成为一名科学家。随着她对科学的深入学习和实践，科学对她来说变得越来越简单有趣，最终她在期末考试中取得了优异成绩。

亲子练习：亲子参观写研学手记

假期带孩子去博物馆参观，写一份研学手记，用表 2-1 的方式记录孩子最感兴趣的事物，画出他心中的样子，查阅资料，了解发展历程，谈谈心得体验。

表 2-1　博物馆寻宝记

宝藏名称	外观	特点	功能	我的发现

脑科学加油站

神 经 突 触

"神经突触"是大脑中神经元之间传递信息的关键部位。它的数量决定了孩子的智力和记忆能力。想象一下，突触越多，意味着大脑的网络布线越发达，神经元之间的联系就越紧密，信息传递的速度和效率也就越高。神经突触多的孩子往往反应迅速，思维活跃，记忆力和专注力出类拔萃，如图 2-7 所示。

美国生物心理学家马克·罗森茨威格曾做过一个著名的"老鼠实验"。他挑选了同一窝老鼠，分别安置在三种不同的环境中，以探究环境对老鼠大脑发育的影响。实验结果显示，生活在"丰富环境"中的老鼠，其大脑神经突触的数量比生活在"贫乏环境"中的老鼠多出 50%。这一发现充分说明，环境丰富度和大脑神经突触发育之间有紧密联系。

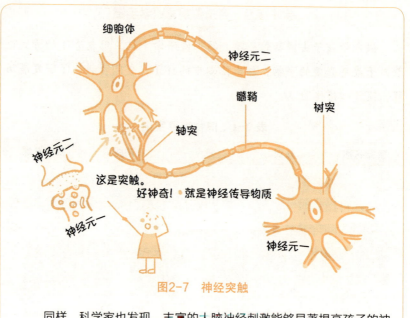

图2-7 神经突触

同样,科学家也发现,丰富的人脑神经刺激能够显著提高孩子的神经可塑性,从而助力他们提高认知能力和智力。

2.4
识别四种马虎类型,根治马虎问题

皮皮放学回到家,把老师批改的数学随堂测试拿给妈妈签字。妈妈一看,天啊,好多红叉叉。妈妈再仔细一看,更是哭笑不得:

计算题漏掉了最后一道题,另一道题把减号看成了加号;填空题,答案的顺序弄错了,而且没有写算式。

这些错题大部分是皮皮粗心马虎没有认真检查导致的。

皮皮这种情况很常见,很多家长都说自己的孩子很聪明,就是有点儿马虎。实际上,马虎的毛病并不小,不能忽视。如果不加以重视,高年级就逐步拉开差距了!

★马虎的四种类型

清华大学心理学系学习科学实验室执行主任宋少卫提出了"学习治疗理论",并构建了积极学习系统模型(图2-8)。他认为,"马虎"是学习系统生病了,如果不从逻辑底部去根治,那么这个病症一直都会存在。只有识别出来是哪一种马虎,然后结合识别驱动、语义解析、逻辑加工和价值决策这四个模块制定自己的学习程序,才能真正根治问题。

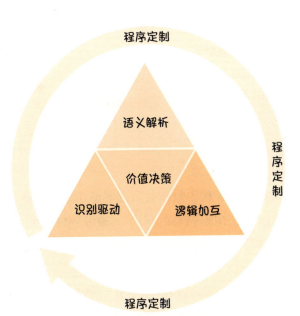

图2-8 积极学习系统模型

★马虎有以下四种常见类型：

类型一：信息识别与执行偏差型马虎

出现这类马虎问题的学生往往做事毛毛躁躁、丢三落四，学习中常出现基本运算错误、漏看错看题目信息、书写不规范或不准确等问题。例如，把加减号看错，把48看成43，没有看到题目中"在正确的答案下面画横线"，直接打钩（√），导致整题失分。产生这类马虎问题的主要原因是学生的信息识别出了问题，驱动执行不精准，做题时没有形成及时校验的习惯，如图2-9所示。

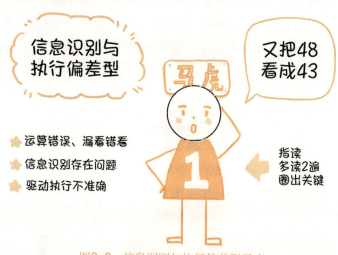

图2-9 信息识别与执行偏差型马虎

对策：父母要引导孩子做作业时逐字逐句读题，低年级孩子可以用手指读，以保证不出现错漏。对于比较复杂的题目，可以多读两遍，圈画出关键字，再开始下笔。可以通过高级感统训练，让孩子建立检验程序。

"学霸"在读题的时候会运用两套系统，他们不仅用视觉来读题，而且用手指题目，心里还默读题目，用听觉和视觉两大接收信息的通知来读题，这种运用了两次识别的读题方法，对接收到的信息会自动校验。

类型二：逻辑加工偏差型马虎

总在涉及逻辑的题目上出错，是这类孩子的典型特点。因为不能准确地对比、判断、分析，便会在做比较、处理推理关系等问题上出错，表面看好像是审题不清，实际上是逻辑加工能力存在问题，如图2-10所示。

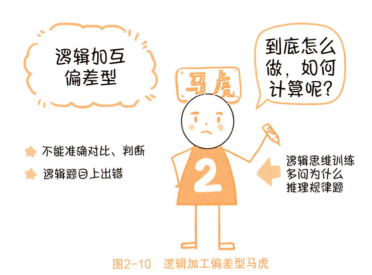

图2-10　逻辑加工偏差型马虎

题目：一根24米的绳子，对折3次后，每段长多少米？

这种题目看起来很简单，一些孩子会直接用24÷3=8，答案是错误的。需要进行一步步推理运算。对折一次，是12米，对折2次，是6米，对折3次，就是3米。

当孩子看到这个问题时，不会正确进行判断、推理，不会按照一定的逻辑思维去思考解决方法。

对策：针对孩子在逻辑加工方面存在的问题，要进行逻辑思维训练。家长要鼓励孩子在学习过程中高频率、高质量地思考，多问问孩子"为什么要这么做"，而不是只关注"应该怎么做"。可以找一些文字推理题、图形规律题让孩子练习。此外，可以用一些益智游戏，例如数独、双色地图、填字、五子棋等，让孩子体验到推理动脑的趣味性和成就感。

类型三：价值观偏差型马虎

存在这类马虎问题的学生，对自己因为"马虎"犯的错满不在乎，习惯用马虎来遮掩自己在学习上的不用功、能力不足等问题。他们常常用"不小心""疏忽了"这些理由为自己开脱。他们对改掉马虎毛病没有动力，更不会主动去寻找方法，总觉得差不多就可以了，于是马虎成为阻碍他们成绩提升的"拦路虎"，如图 2-11 所示。

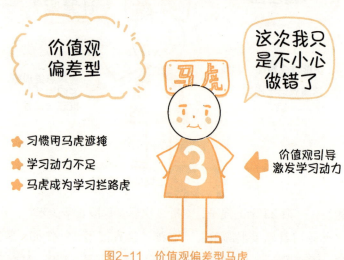

图2-11 价值观偏差型马虎

对策：存在此类问题的孩子需要价值观的引导，意识到马虎只是表面现象，而背后的原因是学习能力不足，或者功夫没下到位。需要激发孩子的学习动力，让孩子对学习有更高要求。

类型四：知识漏洞与程序缺失型马虎

这类马虎的最大特点，就是孩子在某个特定的知识点、知识板块上反复出错。任何学习能力都离不开对知识的记忆和理解，知识上存在漏洞，解题时自然容易出错。出错后既没有认识到原因所在，也没有形成应对错误的一套程序方法，便会重复出错，如图 2-12 所示。

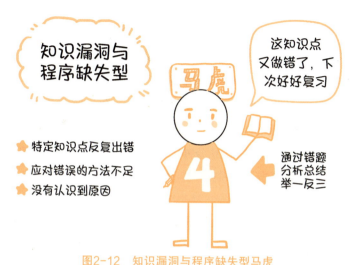

图2-12　知识漏洞与程序缺失型马虎

比如乘法口诀不熟，所以计算错误；不理解除法的含义，所以不明白到底带什么单位；记错了扇形的周长和面积公式；等等。

对策：通过错题，找出知识点上的漏洞，分析错题原因，总结解题程序和方法。建立知识框架，从而实现举一反三。家长要给孩子做家务及处理日常事务的机会，锻炼其程序定制及程序升级的能力。

★ 如何和孩子沟通马虎问题

看到孩子又因为马虎丢分，家长一般都会比较生气，孩子也有情绪，双方容易陷入情绪漩涡。应该如何跟孩子沟通呢？以皮皮妈妈为例，她没有像以前那样发脾气批评皮皮粗心马虎，而是按照鱼儿老师教她的方法，一步步引导孩子。

1. 找到孩子的亮点

首先，看到孩子试卷上的红叉叉和低分，要深呼吸让自己冷静，记住自己是要跟孩子沟通如何进步的，不是让自己大怒、孩子哭叫的。

皮皮妈妈和皮皮一起，坐在书桌前分析试卷。皮皮刚开始有点紧张不安，主动坦白了自己的错误："妈妈，我没有考好，还有人比我分数更低。"

妈妈：这次考得不好没关系，我们不用跟别人比，自己每次有进步就行。我们来分析总结一下，看看哪里做得好，哪里做得不够好，怎样保持和改进，下次就能考得更好了。我注意到你这次应用题都记得带了单位，而且答得也很完整，字也比较工整。你有没有发现你在这次考试中的优点呀？

皮皮：我做完了还有10分钟时间检查，而且比较大小的题我全对了。

妈妈：是的，速度比较快，进步很大。你这题是怎样做到全对的呢？

皮皮：按照你说的，把两边的得数先写出来，再比较。

妈妈：你做得很好！把步骤都写完整了，所以这题能全对。我们再来看看哪些地方下次可以做得更好。

通过这样的沟通方式，先找到孩子的亮点，肯定孩子的进步，才能为分析错误原因打下基础。

2. 分析错误原因

每次作业或考试后，都需要进行复盘总结，找出错误原因，才能对症下药，改掉粗心马虎的坏习惯。

妈妈：皮皮，你看这道题，要把得数按照从大到小的顺序，把算式填在括号中，你直接填了答案，而且顺序也不对，所以扣了6分。下次可以怎么做？

皮皮：认真读题。

妈妈：很好，怎么认真读题呢？我们把"从大到小""算式"这样的关键字圈画出来，提醒自己注意，好吗？

皮皮：嗯，好的。

妈妈：皮皮，这道题你帮忙读一遍题目好吗？

皮皮：小明邀请同学到家里玩，妈妈切了20块西瓜，平均分给了他们，每人分到了4块西瓜。小明邀请了几个同学？

妈妈：妈妈切的西瓜分给了谁？

皮皮：小明和同学。

妈妈：最后问题是问什么呢？

皮皮：小明邀请了几个同学？

妈妈：那包括小明吗？

皮皮：不包括。哦，我明白了！

皮皮恍然大悟，赶紧开始订正错题。

3. 总结经验教训

皮皮把所有错题订正完后，妈妈和皮皮一起总结这次试卷中的经验教训。

妈妈：我们一起来看看，哪些分数是你可以得到但却失去的，哪些是知识点的漏洞造成的，好吗？

皮皮：好的。除了最后一道题不会做，其他的都是马虎造成的，有的看漏了，有的看错了，有的算错了。

妈妈：你下次怎么做才能避免类似的问题呢？

皮皮：做之前要认真审题，圈画关键字，看清楚题目要求再下笔，写完以后认真检查！

妈妈：嗯，你自己总结得很好！相信你能做得越来越好！以后你每次做完作业自己检查一下好吗？

皮皮：好的！

★作业检查三步法

家长可以引导孩子用三步法检查作业，让孩子自己发现问题，找到并消灭隐藏在题目中的"偷分贼"，提高作业正确率。

第一步：看卷面

翻看作业本或卷面，看题目是否都做完了，有没有漏题。特别是考试时，学生漏掉整面卷子题目的情况时有发生，对考试结果影响非常大。

第二步：审题目

完成的题目，用手或草稿纸把答案遮起来。像第一次读题一样，重新逐字逐句用手指读一遍题目，或是用铅笔标注"关键词"，看看题目意思是否理解正确。

第三步：核结果

再次答题，核对结果。如果原题中有过程，检查数字和符号是否抄写正确，运算的细节有没有错误，答案是否符合逻辑，把结果代入进去能否得到之前的数字（比如除法算式用乘法验算，减法算式用加法验算）。

发现运算结果出现不符合逻辑的得数，就要重新做一遍。另外，可以看看还有没有其他解题方法。

亲子练习：抓住"偷分贼"

找出孩子最近的一份练习题，和孩子玩一个"抓住偷分贼"的游戏，让孩子来当警察。

第一步：抓"小偷"，看看错题的"小偷"藏在哪里？

第二步：审"小偷"，找出错题的原因。

第三步：把错题改过来，让"小偷"能改邪归正。

脑科学加油站

模糊的大脑

为什么我们总是记得不准确，容易出错呢？脑科学告诉我们，人脑的记忆原本就是模糊不清的，因为这与生存环境时时刻刻在发生复杂变化有关。动物为了在不断变化的环境中生存下来，必须依靠过去的"记忆"，还要根据情况随机应变，做出各种各样的判断，准确无比的记忆反而会成为无法被有效利用的、没有意义的知识。

记忆的模糊性还在一定程度上促进了学习和创造过程。当我们试图回忆某个知识点或解决某个问题时，模糊的记忆会激发我们的想象力和创造力，促使我们尝试不同的方法和思路。这种试错过程虽然可能会带来失败和挫折，但正是这些失败和挫折为我们提供了宝贵的经验和教训，推动我们不断向前进步。

2.5 孩子沉迷电子游戏，家长这样沟通更有效

我接到过不少家长关于孩子沉迷手机游戏的咨询。一些孩子玩起游戏就放不下，连续玩几个小时，顾不上吃饭睡觉，学习成绩严重下滑，屡教不改，只要没收手机就和家长发生激烈冲突，或拒绝沟通，用不上学来威胁家长，这让很多家长头疼不已。

事实上，很多父母都看到了孩子喜欢玩手机游戏的行为，可是却不了解他们为什么会沉迷手机游戏。如果用冰山理论来解释，孩子的行为就如同水面上露出的部分冰山，而行为背后的信念、价值观、需求等如同水面下隐藏的冰山。

孩子沉迷游戏的四个主要原因

孩子沉迷游戏，到底是什么原因呢？主要有以下四个原因，如图 2-13 所示。

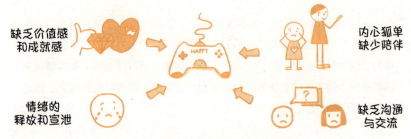

图2-13 沉迷游戏的四个原因

1. 内心孤独,缺少父母的陪伴

根据我所接触到的案例,孩子沉迷网络游戏,大部分与家庭有关,溺爱和忽视是最重要的原因。有的家长在物质上过度满足孩子,对孩子百般宠溺。有的家长忙于工作,很少花时间陪伴孩子,把孩子丢给老人或手机,以为这样孩子听话、好管教。还有的家长图省事,小时候为了让孩子不哭闹或不乱跑,主动把手机往孩子手里塞,这样自己就可以轻松自在一会儿。孩子长大后,家长又希望孩子不玩手机、专心学习,这怎么可能呢?

据北京军区总医院青少年成长基地研究发现,孩子成长过程中出现的行为问题和成瘾性人格特点,其首要责任在父亲。该基地收治的网络成瘾病例中,排名第一的伤害是父爱缺失,占87%。

有的爸爸总是以工作忙为借口,孩子小的时候根本就不管孩子,等孩子进入青春期以后,发现问题严重,就亲自来管,方式简单粗暴,把孩子管到辍学。因此,想要解决孩子的网瘾问题,父亲不能缺席孩子的教育。

2. 和家人、朋友缺乏沟通和交流

有的孩子在现实中非常内向,跟家人不交流,在学校也没什么朋友,却在网络上跟网友聊得热火朝天,一起联机打游戏打得不亦乐乎。游戏中与他人产生的虚拟联结,对他们来说是一种心理上的安慰剂,因此很难让他们与游戏割裂开来。

这样的孩子，往往在现实中缺乏父母的关注和回应。父母沉浸在自己的工作或手机里，孩子试图跟父母沟通，但得不到回应。而在游戏的虚拟世界里，不管孩子做什么都能得到回应，这一点非常吸引孩子，可以满足孩子的内心渴望。

有的父母关系很差，却为了孩子不离婚，孩子可以感觉出奇怪的家庭氛围，于是选择打游戏逃避。

3. 缺乏价值感和成就感

小木是一名初二男生，小学成绩非常好，考入一所不错的初中之后，物理和化学有些掉队，往日的荣光不复存在。没过多久，他开始迷上手机游戏，为了提升游戏等级还偷偷充值买新型装备。妈妈发现后，限制了充值，他居然动手打了妈妈。妈妈伤心又气恼地跟我说："没有良心，简直走火入魔了！"

像小木这样的孩子特别多，单一的评价体系、学校的竞争压力、成绩排名上不去、看不到未来的希望，让孩子丧失了成就感和价值感，只能在游戏中寻找寄托和心理补偿。

4. 情绪的释放和宣泄

游戏的虚拟特质，可以让孩子通过游戏释放现实中压抑的情绪或是攻击性。有的孩子平时看起来文质彬彬甚至柔弱胆小，在游戏中却给自己取一个特别强悍或霸气的昵称。还有一些孩子，玩游戏的时候会把那些自己要去打的敌人假想成自己身边很讨厌的人——可能是某个欺负他的同学，或者某个对他控制欲很强的成人。

小武读小学时成绩非常优秀，他妈妈也是该校知名的语文老师。升入初中后，小武开始沉迷游戏，成绩不断下滑，妈妈想尽办法也不奏效。她妈妈感叹："搞得定班上几十个孩子，就是搞不定自己的孩子。"

经过了解，我发现小武妈妈是一个控制型家长，从小对小武要求很高。小武一直扮演乖孩子的角色，压抑自己的情绪，不敢反抗。到了青春期，小武开始叛逆，选择在游戏中宣泄和排解压力。最后，妈妈认识到了自己的问题,从疗愈和改变自己开始,进而改善儿子的行为。

★ 父母的沟通对策

对于沉迷游戏的孩子,家长该如何做才能让孩子摆脱对游戏的依赖?我给大家提供三种沟通对策,如图2-14所示。

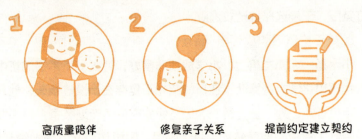

图2-14 父母与沉迷游戏孩子的沟通对策

1. 高质量陪伴孩子

小明是一个10岁的孩子,最近开始沉迷于手机游戏。他的父母发现后,决定采取高质量陪伴的策略。他们每天抽出时间陪小明下棋、打球,并在户外活动中增进亲子关系。母亲还会在睡前倾听小明分享学校的一天,并给予积极的反馈。通过一段时间陪伴,小明对手机游戏的依赖明显减少。

沟通话术:

● "小明,我们今天一起去打球吧!我想听听你今天在学校有什么有趣的事情发生。"

● "咱们休息一下,现在你愿意和我一起去买冰激凌或饮料,还是去草坪上玩飞盘游戏?"

要点提示:

(1)父母要多关注孩子,多和孩子交流沟通,高质量陪伴孩子,特别是在孩子12岁以前。当孩子进入青春期之后,更注重与同伴的交流,独立性更强,父母想多陪孩子,孩子还不一定乐意呢。

（2）暂时放下手机和工作，专心倾听孩子讲话，让孩子聊聊学校发生的事情，关心孩子的想法，多带孩子做户外运动。

（3）尊重孩子的选择，欣赏和尊重孩子，学会闭嘴。如果总是看到孩子的各种问题，不停地说教和唠叨，孩子会非常反感，不想跟你待在一起，而宁愿在游戏中寻找快乐。

2. 修复亲子关系

小C处于与父母关系疏离的状态，天天手机不离手，不接受父母的任何建议。我让他的父母了解到孩子的问题并非孩子一个人的问题，是一个家庭的问题，建议先从修复亲子关系开始。

父母首先自己要稳定情绪，心平气和地跟孩子沟通，走进孩子的内心，让孩子愿意倾诉自己的想法，多陪伴孩子，有时间带孩子出去旅游散心。我教给他们跟孩子沟通的方式，告诉他们如何做出调整。

过了一段时间，小C的父母非常开心地告诉我，孩子自己拟订了学习计划，打游戏时间也大大减少，一天最多打一个小时。

沟通话术：

• "小C，对不起，爸爸妈妈以前忙于工作，对你的关心和陪伴太少了，也经常打骂你，对你造成了伤害，导致你现在沉迷手机游戏，我们也有责任。"

• "我们以后会多花时间陪你，比如一起散步、聊天、踢球、出去旅游，你来选择安排好吗？

要点提示：

（1）如果孩子已经不愿意与父母沟通交流，长时间沉迷手机游戏，作息不规律，影响了正常的学习和生活，对其他事情都失去兴趣，离开手机就感到难受，这可能是网络成瘾的警示。一般而言，这种问题往往不仅是孩子个人的问题，而是整个家庭的问题。建议先从修复亲子关系开始。

（2）如果父母不能有效沟通，反而可能让孩子更加逆反，变得抑郁、暴躁，甚至厌学或走极端。在这种情况下，建议寻求专业咨询师的帮助。

3. 制定规则，积分奖励

小华是一个 10 岁的孩子，沉迷于手机游戏，有时候很难控制时间。他的父母与他商定了每天玩游戏的时间和规则，并使用电子产品积分表和刮刮卡正向激励。经过一段时间的执行，小华的学习成绩有所提高，对游戏的依赖也明显减少。

沟通话术：

● 关于游戏时间，你有什么想法和安排？我们一起来商量一下，好吗？

● "如果你平时玩游戏不超过半小时，写完作业之后再玩，周末一天最多可以玩 1 个小时游戏。如果你能遵守规则，就可以获得相应的积分，兑换你喜欢的手办玩具、周末的娱乐安排和大餐，怎么样？

● 咱们也要商量一下，如果打游戏超时怎么办呢？

要点提示：

（1）要解决孩子沉迷游戏的问题，我们需要与孩子平等地商量，约定好玩游戏的时间和规则，达成一致，形成契约，可以双方签字贴在墙上，严格执行。

（2）和孩子提前商量好，如果不能遵守约定，会有什么后果。家长要做好监管，严格落实，说到做到。比如超时扣减第二天的玩游戏时长。如果一周超时 3 次，下周就取消玩游戏的时间。

（3）态度要和善而坚定。时间快到了，提醒一下孩子："现在还有 5 分钟时间了。"等时间到了，孩子还想继续玩，可以指一指手表，面带微笑地提醒："我们的约定是什么？"并等待孩子把电子产品交给大人保管。

（4）适度转移孩子的注意力，用有趣而有益身心的活动填补孩子的空余时间，逐步取代孩子对游戏的迷恋，不失为最好的方式。

亲子练习：制定电子产品管理积分表

和孩子一起商量和制定电子产品管理积分表（如表 2-2 所示），记录电子产品使用规则。孩子做到了，就可以获得积分奖励，并兑换相应的奖品。

表 2-2　电子产品管理积分奖励表

约 定 任 务	获得积分	周一	周二	周三	周四	周五
写作业时电子产品不放房间	10					
使用电子产品不超过 30 分钟	20					
周末每天使用不超过 1 小时	20					
户外运动半小时	30					
晚上 10 点前关机	20					
和父母沟通 20 分钟以上	30					
作业写完前不玩游戏	20					
放置 1 米以外减少辐射	10					

脑科学加油站

谷氨酸

谷氨酸不仅是人体内部一种重要的氨基酸，更是大脑中至关重要的神经递质。它负责在神经元之间传递信息，促进神经元之间的突触传递，从而增强学习和记忆能力。

研究表明，谷氨酸在大脑中的浓度与学习和记忆能力密切相关。它能够促进海马区的活动，这对于空间记忆的形成至关重要。此外，谷氨酸还能通过调节神经元之间的信号强度，促进长期记忆的形成和巩固。

谷氨酸这么神奇，该如何增强其在大脑中的含量呢？它其实在自然界中广泛存在，尤其是谷类蛋白质中含量丰富，如小米、大米、燕麦等。在动物脑中也有较多分布，如猪脑。此外，海带、芝士、蘑菇、大豆、甘蔗、杏仁、芝麻、番茄等食物也是谷氨酸的良好来源。由此可见，好好吃饭不挑食就能增强记忆力！

2.6 费曼学习法：培养主动学习的小学霸

费曼是一个通才：他是杰出的物理学家、诺贝尔奖得主、纳米技术之父、量子电动力学的创始人；除精通多门语言外，他在音乐方面的造诣也颇深。他自学了绘画，匿名将作品放在一个专业画廊里，卖出了好价钱。

很多人觉得，费曼一定是个智商超高的天才，实际上，费曼的智商只比普通人高一点，他之所以能快速学会多种技能并成为不同领域的高手，是因为他有一套独特的学习方法，那就是"费曼学习法"。其核心，就是把复杂的知识简单化，以教代学，让输出倒逼输入。

★ 费曼学习法以教促学

有一对文化水平不高的农民夫妇，他们的儿子学习不好，不喜欢读书。他们本来不准备让儿子继续读书，但在村干部的劝说下，才把儿子送回学校。这位父亲心疼交的学费，就让儿子每天把在学校学的东西讲给自己和妻子听，这样相当于花一份学费，教了3个人，有不懂的再让儿子去问老师。

儿子一开始很抵触学习，后来变得越来越喜欢学习，再后来学习成绩越来越好，最后考上了清华大学。

儿子并没有过人的智力，一开始也没什么学习兴趣，但为什么最终取得了好成绩呢？因为这位父亲无意中让儿子掌握了费曼学习法——让孩子输出倒逼输入，更加认真地听讲，弄懂每一个知识点。

知名教育博主、畅销书作者写书哥来自农村,没有参加过任何培训班,凭借对费曼学习法的运用,一路从村小考入清华大学。他在高中时曾订阅过教师用的数理化杂志,他发现杂志中很多解题方法是学校里的老师没讲过的,于是把这些方法抄在黑板上分享给同学,引来很多同学围观讨论,甚至外班的同学也来"串门"学习。一开始他也不是学霸,但坚持这么做后,他发现自己的成绩越来越好。

哈佛大学的学习吸收效率金字塔理论认为,学习分为两类:被动学习和主动学习。

被动学习包括听、看、听+看(图像)、示范,吸收效率依次为5%、10%、20%、30%。

主动学习包括小组讨论、在做中学(实操)、教给别人或马上运用,吸收效率分别为50%、70%、90%,如图2-15所示。

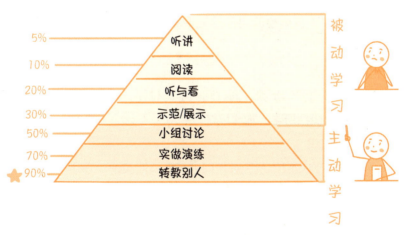

图2-15 哈佛案例教学法

在这个金字塔中,学习吸收率最高的就是费曼技巧强调的"模拟教学学习法",吸收率达到了90%,是听讲的18倍。所以,将知识讲给他人听,可以更好地学习吸收,这和中国教育中提倡的"教学相长"异曲同工。

★ 费曼学习五步法

费曼学习法是学生提高学习效果的有效方法，可以分为五个步骤。

1. 明确目标

有目标才有方向，首先你要明确自己想学会什么，这样才能选择要学习的内容，评估自己学习的效果。并且要思考学习的意义，这样学习时就能更加专注。

2. 深入理解

对知识进行系统化学习。可以通过归类对比、制作思维导图等方式，筛选出真正需要的知识，形成清晰的知识结构。

3. 尝试输出

向别人输出你学到的知识。设定一个教学场景，用通俗易懂的语言解释，这不仅能检验自己的知识掌握程度，还能加深对知识的理解。

4. 回顾与反思

这是非常重要的步骤。通过回顾学习过程，找出不足之处，并用更精练的语言概括所学，加深记忆。

5. 简化知识

形成自己的知识体系。对知识进行系统性深挖，专注于核心和重要的内容。

★ 做小老师提高价值感和成就感

哈佛大学的学习吸收效率金字塔理论告诉我们，教是最好的学，父母可以与孩子一起学习，让孩子当小老师去教父母，试着交换一下教和被教的地位，孩子站在教方的立场，会提高其学习的欲望。

比如我女儿三年级的时候拿一道数学思考题问我怎么做。我一看真的还挺难，自己也不会做。于是我问她："这个类型的题有例题吗？"她说有，于是我让她当小老师，给我讲讲例题，然后我们一起思考刚才那道题怎么做。她边讲题我边提问，她给了我耐心的解答。我这个学生显然不够聪明，讲完一道题，下一道例题还是不会，她接着给我讲。不知不觉中，三个例题她都给我讲了一遍。

我说："明白了！我都听懂了，咱俩现在比一比，看谁先做出刚才那道题！"于是，我们一起思考，她把题目读了一遍，马上就说："哦！我知道了！"她比我还更快地想出答案，还给我讲了解题思路。

我甘拜下风，崇拜地说："你太厉害了！我觉得做数学思考题真的很有意思，下次你还来教教我，我也想多学学！"后来女儿的随堂测试得了100分，对数学的兴趣也越来越浓，自信心大大提升。对那些比较难的思考题，她也敢于挑战了，不像以前总是畏难而直接放弃。

有时，我会让女儿当小老师，教弟弟妹妹认字学英语，然后表扬女儿，让弟弟妹妹向姐姐学习，激发她的学习热情和兴趣。

这样的方法也可以用在兴趣班的学习上。女儿学架子鼓时，过了刚开始的兴奋期，就不想练习基本功和曲子了，甚至想放弃。我主动提出让她教我打鼓，并且自己坐上去尝试打鼓，遇到不会的就请教她。她像个小老师一样，纠正我的错误动作，我积极改正，并请她示范，这样下来，效果比我不断催促她练习好得多。

★当小老师成为小学霸

胜利小朋友刚开始读小学时成绩一般，学英语也是有时候劲头很高，有时候不想学。为了提高他的学习积极性，妈妈给他开了一档视频节目，让他当"胜利小老师"，录制视频，播放给其他小朋友看。

为了录好节目，他非常认真地做准备，每天至少读30分钟英语。慢慢地，他沉浸在获得很多点赞的喜悦中，越学越带劲，后来不仅英语说得越来越流利，而且因为学习兴趣和主动性好了，语文、数学成绩也越来越好,期末考试得了双百,成为班上的小学霸。

★ 主动帮助同学,分享知识

有些成绩优异的学生总是乐于帮助同学,当同学来求助时,会不厌其烦地给对方答疑解惑,直到对方弄懂。看上去,别人占用了他们的学习时间,可他们自己的成绩却未受影响。原因就在于,为他人解答问题,需要回顾整理,调取知识储备,更深入地思考,其实是一次记忆检索的机会,加深了对知识的记忆。这种助人利己的方式,是双赢之举。

还可以建立学习兴趣小组,找几个和自己水平差不多的同学,定时聚在一起,读书分享或是讨论课堂内容、课后作业。每个人轮流分享,其余同学当听众,这样有助于发现讲解中的错误。

脑科学加油站

费曼学习法中的脑科学

费曼学习法的有效性,在很大程度上得益于脑科学的原理。

脑科学研究表明,当我们尝试向他人传授知识时,大脑会进行更加深入的加工和整合,从而加强记忆和理解。当我们向他人解释某个知识点时,大脑的前额叶区域被激活。前额叶是大脑中的决策和规划中心,它负责将复杂的信息进行组织和整合。讲解过程中涉及的语言表达激活了大脑的语言区域,通过口头表达,我们不仅巩固了对知识的理解,还提高了口头表达能力。

费曼学习法还强调了复习和巩固的重要性。在复习过程中,大脑会进行信息再加工和整合,进一步加强记忆。通过不断的复习和巩固,我们可以将短期记忆转化为长期记忆,让知识在大脑中留下更深刻的印记。

此外,费曼学习法还能激发大脑的奖励机制。当我们成功地向他人传授知识并得到认可时,大脑会释放多巴胺等神经递质,使我们感到愉悦和满足。这种正向反馈会激励我们更加努力地学习和传授知识。

第 3 章

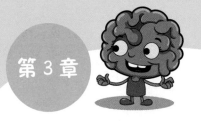

内啡肽学习法,让孩子获得学习的成就感

3.1 "快乐荷尔蒙",激发孩子学习动力的秘密法宝

3.2 找到学习的"舒适区边缘",打造学习的"心流"体验

3.3 满足孩子的自主感,从"要我学"到"我要学"

3.4 培养成长型思维,积极拥抱困难

3.5 提升"自我效能感",走出"习得性无助"

3.6 用鼓励的艺术,培养自信有内驱力的孩子

3.1 "快乐荷尔蒙",激发孩子学习动力的秘密法宝

内啡肽是大脑分泌的一种神经递质,和多巴胺一起,被称为大脑奖赏系统的两员大将。多巴胺是兴奋式的快乐,让人有动力,想做好,想得到;内啡肽是满足式的快乐,让人有满足感、平静、愉悦,同时产生再次得到满足的动力,如图3-1所示。

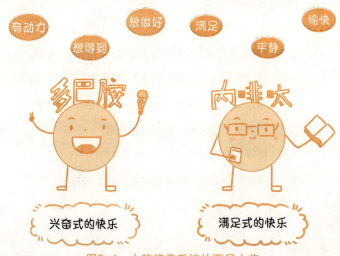

图3-1 大脑奖赏系统的两员大将

内啡肽作为"快乐荷尔蒙",是激发孩子学习动力的秘密法宝。当孩子觉得学习有乐趣时,其专注力就会提升,大脑也会发生改变,想要重复学习行为,从而加强记忆,通过海马体转变为长久记

忆，如图 3-2 所示。

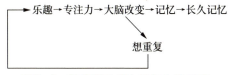

图3-2　乐趣促进长久记忆大脑原理

要想让孩子在学习中找到乐趣和满足感，我们可以尝试用一些方法来刺激孩子的内啡肽分泌，如图 3-3 所示。

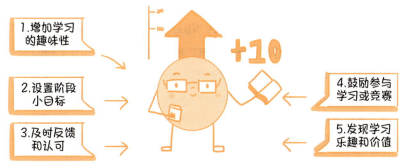

图3-3　促进内啡肽分泌的学习法

★增加学习方式的轻松感和趣味性

让孩子的学习有轻松、开心的感觉，让孩子想重复美好的学习体验，可以做些什么？

孩子的学习过程，如果有轻松愉快的对话，有趣味性的互动、多感官的学习体验，是不是更有趣？

比如，家庭互动知识问答，读书分享会，故事接龙、成语接龙、诗词大会等，都可以增加孩子的学习乐趣。

孩子天生喜欢玩耍，我们可以将学习内容与游戏相结合，让孩子在玩乐中学习。通过游戏化学习，孩子可以在轻松愉快的氛围中掌握知识，同时也能体验到成功的乐趣。

例如，我们可以使用学习类 App 或软件，让孩子在完成学习任务时获得积分或勋章,这种奖励机制能够激发孩子的学习兴趣,促使他们更加投入地学习。

此外,我们还可以通过一些有趣的学习方式来营造轻松愉快的学习氛围,如使用彩色笔记本、贴纸等,或是与孩子一起进行角色扮演、情景模拟等。

★ SMART 原则设置阶段性小目标

"好好学习,期末取得好成绩"这个目标太空泛,不是有效的目标。我们可以借鉴现代管理学之父彼得·德鲁克的 SMART 原则来制定有效的学习目标。

SMART 的五个字母分别代表:

- S(Specific):目标必须是具体的,明确描述要做什么。
- M(Measurable):目标必须是可以衡量的,以便跟踪进度和成果。
- A(Achievable):目标必须是可实现的,考虑到资源和能力。
- R(Relevant):目标必须是有相关性的,符合自己的规划。
- T(Time-bound):目标必须有时间限制,设定明确的完成日期。

1. 目标要明确(Specific)

明确的目标才能给我们动力,否则目标只是一个口号。比如"好好学习,取得好成绩"具体化,比如期末考试数学考 90 分以上,语文进步 10 分,这就是比较明确的目标。

2. 量化学习任务(Measurable)

目标只有被量化,才可以被衡量,才能评判是否达成。如果无法被量化,不仅执行时没有标准,而且评判时没有依据。

对于一个比较长期的目标,在执行过程中很容易懈怠,或是觉得遥遥无期,想要放弃。为了让自己更有动力,我们要把长期目标拆解为短期目标。把几周或几个月完成的学习目标拆解为每天需要做什么,或每个时间段具体做什么。比如,把背完本学期英语单词这个目标,拆解为每天背 5 个英语单词;把期末数学考 90 分以上的目标,拆解为每天做 1 页口算,做 5 道应用题。

3. 学习目标可实现(Achievable)

学习目标制定太高或不切实际,只会让孩子失去学习兴趣。我们要确保设定的目标在孩子的能力范围内,适合孩子当前的水平,让孩子通过努力可以实现。

例如,孩子平时数学只能考 80 分左右,如果把目标定为 100 分,就比较难实现。如果孩子每天背 5 个单词都很吃力,把目标定为每天背 10 个单词,肯定难以达成。

4. 目标与期望相关(Relevant)

学习目标必须和我们的期望和需求有关,不能没有规划,目标"跑题"。

例如,小张准备参加数学竞赛,给自己制定的目标不是每天花 1 小时做数学题,而是每天花 2 小时看课外书,这就偏离了目标。

5. 确定好完成时间(Time-bound)

每个目标要有截止时间,有实现的期限,也就是要计划好在多长时间或某个时间点之前完成。比如,每天的作业要在 9:30 之前完成,期末复习计划在 30 天之内执行完毕。

为了使目标更加具体,可以设定具体的开始和结束日期。

这种"小步快跑"的方法不仅让孩子更容易达到目标,还能让他们在不断完成目标的过程中建立起自信心和学习兴趣。

★ 提供及时反馈和认可

及时反馈和认可对于激发孩子的学习动力至关重要。"成功乃成功之母",这就是"成就感"的内在机制。当孩子取得进步或完成一项任务时,我们要及时给予肯定和鼓励,让他们感受到自己的努力得到了认可。这种认可不仅可以增强孩子的自信心，还能让他们更加愿意投入学习。

小明在家里独自完成了数学作业中的一道难题，他兴奋地拿着作业本跑到父母面前，期待他们的评价。此时，父母接过作业本，认真地看了看，然后露出赞赏的笑容："小明，你真的很棒！这道题目很难，但你却能独立解决，这说明你不仅掌握了知识点，还具备了解决问题的能力。我们为你感到骄傲！"

小明听到这样的话语，脸上顿时露出了满足和自豪的笑容。他感受到自己的努力得到了认可，也体验到学习带来的成就感。这种认可不仅增强了小明的自信心，也让他更加愿意投入到学习中去。

除了对孩子的成绩给予肯定和鼓励外，我们还可以定期与孩子进行学习总结，帮助他们梳理学习过程中的得失。比如，在周末的家庭聚会上，我们可以和孩子一起回顾一周的学习情况，询问他们有哪些收获和进步，同时指出需要改进的地方。在肯定孩子的成绩时，我们要具体描述他们的表现，比如："你这周在英语阅读上有了很大的进步，能够流利地朗读课文了，真的很不错！"

在给予孩子反馈和认可过程中，我们要注意语言的运用和情感的表达。要用真诚的话语来肯定孩子的成绩和努力，让他们感受到我们的关注和赞赏是发自内心的。同时，我们还要注重与孩子的情感交流，让他们感受到我们的支持和陪伴。

★鼓励孩子参与团队学习或竞赛

团队学习和竞赛可以激发孩子的集体荣誉感和竞争意识，让他们在与同伴的互动中体验到学习的乐趣。同时，通过团队学习和竞赛，孩子还能学会合作与分享，培养团队精神。

我们可以组织一些家庭学习小组或参加学校组织的竞赛活动，让孩子在团队中与同伴们互相学习、互相帮助，共同解决问题。当孩子取得团队或竞赛的胜利时,他们会感到无比自豪和满足,这种成就感会进一步刺激内啡肽的分泌。

小维爸爸为了教小维学下围棋,常用跟他比赛的方式,刚开始"放放水",让小维尝到"赢了"的满足感,后来小维对围棋的兴趣越来越浓厚,不断学习挑战,最后凭借实力赢了爸爸,还获得了全市围棋比赛一等奖。

★引导孩子发现学习的乐趣和价值

每个孩子都有自己独特的兴趣和爱好,我们要引导他们将这些兴趣与学习内容相结合,让他们发现学习可以带来无穷的乐趣和收获。同时,我们还要关注孩子们的兴趣和需求变化,及时调整学习内容和方式,确保他们能够保持对学习的热情和兴趣。

以我女儿晨晨为例,她曾经对朗读课文不感兴趣。为了锻炼她的表达能力,我为她在喜马拉雅开通了小主播账号,比如"雨晨读课文""成语故事""唐诗三百首"等。通过录制节目、关注点赞量等方式,她逐渐发现了朗读的乐趣和价值。坚持了一段时间后,她的朗读能力得到提高,课外阅读也更加认真。这个过程不仅让她的语文成绩名列前茅,更让她体验到了学习的满足感和成就感。

亲子练习:用SMART原则制订计划

用SMART原则制订一份学习计划,对照SMART五项原则进行目标检视。

- S(具体):_____
- M(可衡量):_____
- A(可实现):_____
- R(相关性):_____
- T(有时限):_____

脑科学加油站

"快乐荷尔蒙"内啡肽

内啡肽是大脑里的脑下垂体分泌和丘脑下部分泌合成而产生的,是追求满足的自动重复式快乐激素。当一个神经元放出内啡肽,与收讯息的下一个神经元的吗啡受体结合,就能产生止痛效果和快感。

1. 内啡肽的作用

(1)调整身心状态。调动神经内分泌系统,使人的身心处于轻松愉悦状态中,提高免疫力,缓解疼痛,促进睡眠。

(2)提升记忆力专注力。内啡肽分泌最活跃的脑区是和学习、记忆有关的大脑区域。内啡肽释放时,人的学习能力会增强,专注力会提升,而且会屏蔽掉一些痛苦的感觉。

2. 如何促进内啡肽分泌

(1)吃美味的食物,如巧克力、蛋糕、冰激凌等。

(2)参加社交活动,和朋友欢乐地八卦,和朋友一起逛街,放声大笑。

(3)30分钟以上有氧运动可以增加内啡肽合成和分泌。

3.2 找到学习的"舒适区边缘",打造学习的"心流"体验

小杰是一名初中生,原本对学习毫无兴趣,总是处于被动应付的状态。在一次偶然的机会下,他接触到了编程,并对此产生了浓厚兴趣。他开始主动学习编程知识,甚至在课余时间也自发地钻研编程技术,有时候连续几个小时,废寝忘食地钻研。后来,他参加了一次学

校组织的编程比赛并获得了优异成绩,之后他的学习态度发生了翻天覆地的变化,他不再感到学习是一种负担,反而乐在其中,享受着解决问题的过程和成果带来的满足感,学习成绩也跃升到班级前几名。

这个变化让小杰的父母感到惊讶,他们开始思考:是什么让小杰对学习产生了如此大的热情?

其实,答案就在于小杰在编程比赛中获得的成就感。

★找到学习的"舒适区边缘"

成就感,就是一个人做完一件事情时,为自己所做的事情感到愉快或成功的感觉,即愿望与现实达到平衡产生的一种心理感受。对大部分孩子而言,成就感是促使孩子主动学习的最大动力来源。

如何让孩子找到学习的成就感?我们可以帮孩子找到学习的"舒适区边缘"。

舒适区边缘,是由世界知名领导力变革专家、美国密歇根商学院教授诺尔·迪奇教授提出的,他把知识和技能的学习分成了一环套一环的三个圆形区域,它们分别象征着舒适区、拉伸区和困难区,如图3-4所示。

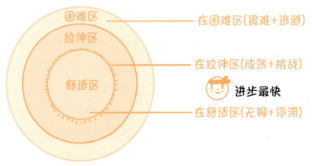

图3-4 找到学习的"舒适区边缘"

它揭示了能力成长的普遍法则:无论个体还是群体,其能力都以"舒适区—拉伸区—困难区"的形式分布,要想快速进步,必须让自己始终处于舒适区边缘，贸然跨到困难区会让自己受挫，而始终停留在舒适区则会让自己停滞。

很多孩子一直勤奋地刷题，成绩却没有提升，其原因是他一直待在"舒适区"反复练习，重复做着那些不用动脑子的事情，对真正的核心困难绕道而行。这样时间久了，就会让孩子失去学习的成就感和兴趣。"困难区"是指学习难度和知识面的广度远超孩子接受能力范围的区域。如果逼迫孩子挑战超高难度的学习，会让孩子感受到压力和无助，同时对自己的学习能力产生怀疑，内心萌生很强的恐惧感。

比如，许多父母看到班上的尖子生报了培优班，就让自己孩子也去学习。培优班学习的难度很大，进度也超快，孩子上课像听天书，考试分数很低。这样将严重挫伤孩子的学习积极性，觉得自己怎么这么笨，怎么学都学不会。自我的否定，加上外在的压力，会让孩子痛苦，学习兴趣越来越低，甚至走向厌学。

无论是孩子擅长的"舒适区"，还是孩子不擅长的"困难区"，都容易让他们陷入学习效率低下的误区，最适合孩子学习的区域是"拉伸区"，也就是舒适区边缘。

这个区域对孩子而言既有成就感又有挑战，是进步最快的区域。只有当孩子处于这个区域，并在专业老师或称职教练的指导下，开展符合孩子现有能力和水平的针对性练习，让他们不断小步前进，获得成就感，他们才会充满兴趣与热情地不断学习，持续进步。

★ 拆解目标，"跳一跳够得着"

1984年，在东京国际马拉松邀请赛中，一个身材矮小、名不见经传的日本选手山田本一出人意料地夺得了世界冠军。2年后，他再次夺冠！十年后，这个谜团终于被解开，山田本一在他的自传中写道：

"每次比赛之前，我都要乘车把比赛线路仔细看一遍，并把沿途比较醒目的标志画下来，比如第一个标志是银行，第二个标志是一棵大树,第三个标志是一座红房子,这样一直画到赛程的终点。

比赛开始后,我就以百米冲刺的速度奋力向第一个目标冲去;等到达第一个目标,我又以同样的速度向第二个目标冲去。四十几公里的赛程,就被我分解成这么几个小目标轻松地跑完了。起初,我并不懂这样的道理,常常把我的目标定在 40 公里以外终点的那面旗帜上,结果我跑到十几公里时就疲惫不堪了。我被前面那段遥远的路程给吓倒了。"

目标太大,就会像石头一样压在孩子心里,让孩子感到巨大的压力,心生畏惧,直接想放弃。但如果把目标拆分为"跳一跳,够得着"的具体小目标,孩子就能清楚现在该做什么,怎样做能更好。

要求孩子下次语文考 90 分以上是个大目标,可以将其拆分为字词、阅读理解、作文、诗词段落背诵等多个小目标,逐个突破。比如,每天听写 5 个单词,背一段课文,每周写一篇作文,做 3 篇阅读理解。在完成各个小目标的"打怪升级"中,孩子的自信心会越来越强,从而产生更大的学习内驱力。看似比较难实现的大目标,就在脚踏实地的小成功累积中实现了!

★神奇的"心流"体验

美国普林斯顿大学的罗伯特教授和其他三位研究人员在《高效学习的 85% 规则》论文中谈到,人们学习一种新知识或技能时,如果有 85% 的内容是他已经熟悉和掌握的,就能达到最佳出错率 15%。有一个公式,叫"喜欢 = 熟悉 + 意外"。一个文艺作品要想最大限度地吸引观众,必须既提供观众熟悉的东西,又制造意外。

当孩子学习的新内容或是有难度的内容占学习内容的比例为 15% 时,孩子学起来得心应手,并且能产生掌控感,觉得非常"爽",这就是"心流"体验。

积极心理学奠基人米哈里·契克森米哈赖在《心流》一书中提出了"心

流"模型（如图3-5所示）——如果技能远超过挑战，会产生厌倦；而挑战目标太高，技能又不足，会产生焦虑。当做一件很有挑战的事时，能特别专注地投入，并得心应手，这时人会产生一种浑然忘我的愉悦感。

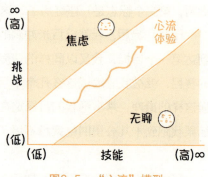

图3-5 "心流"模型

我儿子有一位经验丰富、非常专业的乒乓球老师，在他的指导下，儿子对乒乓球产生了极大的热情，不仅每次积极主动上课，暑假也在坚持练球，汗雨如下都没有叫苦叫累，进步飞速，不到一年时间，他就熟练掌握了削球、提拉、发球、抽球等各种动作，还以3∶0的成绩打败了练了3年乒乓球的同学！

我观察了一下，老师的教学很有方法。比如，这次课主要练习正手攻球，前面50分钟通过手法和步法的微调，用不同角度练习正手攻球，最后10分钟会教一个新动作，比如反手攻球。下一次课，复习正手攻球和反手攻球，最后10分钟再教一个新动作，比如削球。等这些动作练习得比较熟练，也会往前教，比如提拉球、发球，把这些动作组合起来。儿子觉得很有成就感，每次又有新鲜感。老师运用的策略就是以15%的难度配比层层推进，吸引孩子进入下一个"学习区"。有时老师还会安排孩子和水平差不多的队员打场比赛，激发孩子的好胜心。

前面说的小杰，他废寝忘食地钻研编程技术，就是进入了"心流"状态。

★凭感觉筛选学习内容

如果孩子学习成绩一般，迫切地想快速提高成绩，有没有什么好办法呢？学习专家李晓鹏在《学习高手的三驾马车》中给出了一招："凭感觉"。"那些一眼就能看出答案的题目，不用理它；一眼看过去就头痛，不知道在说什么的题目，也不用理它；只有那种大致能看出点思路，但又要动点脑筋的题目，一定要多做。这个就是中间地带，是你能够进步最快的地方。"

"凭感觉"实际就是找到学习的最佳区域，筛选学习内容。如果一味跟成绩好的同学一样去做比较难的题目，人家学得很轻松，自己却学得很痛苦。因为这些题目在别人的拉伸区，但可能在你的困难区。把时间花在会做但特别容易错或不会做但稍微努力就能懂的内容上，围绕错题掌握背后涉及的知识点，就可以快速提高学习成绩。

实际上，这就是一个难易匹配度的问题，找到适合孩子能力和水平的题目练习，会事半功倍。

家长可以这样做

1. 要根据孩子的实际能力水平选培训班，不能盲目攀比，让孩子进入"恐慌区"。不是每个孩子都能学奥数，超负荷学习只会适得其反。

2. 运用"最近发展区"拆解目标，"跳一跳够得着"，小步前进，在完成各个小目标的"打怪升级"中，孩子的自信心会越来越强，从而产生更大的学习内驱力。

3. 学习内容中新内容占15%，最容易产生"心流"。每次复习后，学习15%的新知识，螺旋式上升，稳步前进。

4. 教孩子筛选学习内容：那些一眼就能看出答案的题目，不用理它；一眼看过去就头痛，不知道在说什么的题目，也不用理它；只有那种大致能看出点思路，但又要动点脑筋的题目，一定要多做。

亲子练习：梳理心流事件

回想一下，你和孩子做过的最有心流体验的三件事是什么？和孩子一起写下来，并互相交流。在这个过程中，有什么样感受和收获？发现了哪些能力和品质？这些能力和品质是否可以迁移到学习和生活中，应对其他挑战？

心流的形成原理

心流，简而言之是一种将个人精神完全投注在某种活动上，达到效率最大化的同时让人感到充实和愉悦的心理状态。

心流状态的形成涉及多个大脑区域和神经机制的协同作用。前额叶皮质在正常情况下负责高级认知功能，如决策制定、自我监控和意识控制。然而，在心流状态下，前额叶皮质的活动会暂时减弱，这种现象被称为"瞬时前额叶机能减退"。这种减退使得个体能够忘记自我，关闭内心的评判声音，从而更专注于当前任务。

在心流状态下，大脑会释放一种叫多巴胺的神经递质。多巴胺是一种让人感到愉悦和快乐的物质，它与奖励有关。当我们在心流状态下完成任务时，多巴胺会让我们感到愉悦和成就感，大脑的海马体因此会有更多的活动。这是因为我们在心流状态下通常会专注于一个任务，这种专注有助于我们记住更多的信息，使得海马体更加活跃。

3.3 满足孩子的自主感，从"要我学"到"我要学"

淘淘是个小学三年级的男孩，也是家中的独生子。淘淘妈妈为了让淘淘赢在起点，从上幼儿园开始就给淘淘安排了各种各样的兴趣班,钢琴、篮球、画画、主持人、英语、数学思维……淘淘每天一放学就要赶紧去上培训班,回家还要练琴,做学校和课外班作业。淘淘以前还比较听话,现在却越来越不听话了。让他一回家就写作业,他偏要先玩。经常是在妈妈的哄劝、威胁下,不情不愿地完成一项项"任务"。妈妈给他制订了周详的计划表,让他好好安排好时间,高效完成各项作业和练习,他不听还顶嘴:"哼,凭什么听你的!"

没办法,淘淘妈妈就成了"闹钟",到时间就去催淘淘:"7点要练琴了,赶紧去练琴!"淘淘往往采取拖延战术,比如经常借故上厕所,一次上十几分钟,以此逃避各种任务。实在拖不过去,就应付差事,每天上演"拉锯战"。这令淘淘妈妈很是头疼,不知道孩子为什么越来越难管教了。

★孩子有自主感学习才会主动

淘淘表现出的反抗和拖延行为,实际上是他对自主感的追求和对过多课外负担的不满。

自主感就是"我来选""我要做""我说了算"的感觉,当孩子感受到这是他自己的事情,他有意向可以自己说了算的时候,才会对这个事情负责任,并且有主动性。

如果被剥夺了自主感,他的事情不能由他参与决定,全都要听家长的,通常就有两个比较常见的结果:

一是对抗。可能是明着对抗,比如顶嘴、拒绝、叛逆、反着来,也可能是暗着对抗,不情不愿、拖拉磨蹭。淘淘的各种行为,其实就是对抗妈妈的安排。

二是失去自主意识。虽然挺听话,但是不敢自己做主或拿主意,就如同是"机器人"或是"提线木偶"一样。长大后什么都听别人的,经常会说"随便吧",不敢表达自己的看法,哪怕受了委屈也忍气吞声,不能遵照自己的内心想法来生活,活得非常累。

特别是孩子的兴趣班，家长最好尊重孩子的兴趣爱好，而不是为了圆自己小时候的梦，或是功利性地报一些"有用"的兴趣班。我认识一位从小学古筝的朋友，古筝过了十级，可是长大后她再也没摸过古筝。我们都觉得特别可惜，她却说："终于可以不用天天练古筝了，真开心！"

和淘淘妈妈一样望子成龙心切的家长，忽视了很重要的一点：当人的自主权被剥夺，所做的事情都是别人强加的，无论是工作还是学习，哪怕是玩耍，都会变得很无趣，或是成为一种负担。家长好心帮助孩子制订计划，在孩子眼中就成了被强迫完成的任务。

只有满足孩子的自主感，才能够激发他们的内在动力，才能使他们从"要我学"转变到"我要学"。满足孩子自主感的方法如图3-6所示。

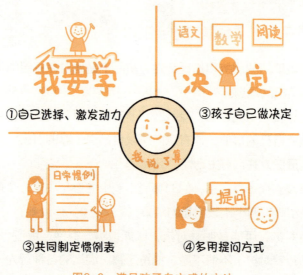

图3-6 满足孩子自主感的方法

★ 让孩子有可以自己选择的感觉

耶鲁大学心理学家戴安娜·科尔德巴和斯坦福大学心理学家马克·雷巴进行过一个实验，该实验是关于孩子们做选择时的感觉。

实验者召集了72名小学四五年级的学生，让他们玩一种科幻主题的计算机数学游戏。其中一部分学生自由为宇宙飞船命名，并且可以从4个角色头像中选择一个代表自己。另外一部分学生的飞船和角色则是电脑预先设定好的，他们没有选择的权利。

结果，能够自己选择角色和飞船名字的小学生，更喜欢玩这款游戏，甚至休息时间也不愿离开电脑。不仅如此，在后来进行的数学考试中，这些同学的成绩也要高一些。

由此可见，即使孩子选择的对象和学习的内容毫无关系，只给他们自行选择的"感觉"，就能极大地满足他们对"自主权"的欲求，从而增强学习动力，取得更好的成绩。

我们家长可以抓大放小，让孩子决定做什么，什么时候做，做多少，怎么做。能让孩子自己决定的，尽量让他们自己决定。如果作业量不能少，那么写作业的顺序是不是可以让孩子自己选择？

除此以外，让孩子自主选择文具，也是激发学习热情的一个方法。例如，根据不同科目选择不同颜色的笔，虽然这是一个很不起眼的小动作，却可以获得选择角色头像和宇宙飞船命名同样的效果，满足孩子对"自主权"的欲求。

★让孩子参与制作惯例表

一位家长很苦恼地跟我说："我让孩子放学回家马上写作业，写完作业再玩，他总是说想先玩一会儿，结果到写作业的时候，也是超级拖拉。"

关于一放学是不是就要立即开始写作业，我认为也不能一概而论。关于放学后的时间安排，我们也可以跟孩子商量，比如：玩多长时间后开始写？休息时间如何安排？让孩子参与学习计划的制订，而不是家长一个人说了算。

放学回家后的时间怎么安排？和孩子们一起做一张日常惯例表，

列出写作业的时间、阅读的时间、户外活动的时间、洗漱睡觉的时间等,孩子们可以选择和支配一定量自由的时间。

按照自己制定的惯例表来执行,孩子会更有自主感。如果孩子没有按照惯例表来执行,到了时间,我们就可以指一指手表,提醒孩子:"已经7点半了,咱们日常惯例表的下一项是什么?"微笑着等待孩子作出选择和行动。

如果惯例表执行得不好,要和孩子一起来分析原因,看看是否需要调整,问问孩子希望家长如何提醒他,一起制定一个规则。

一个完美的但不能执行的惯例表,不如一个不太完美,但孩子愿意执行的惯例表。

★ 多用提问的方式让孩子作出选择

给孩子多一些自主感,并非放任不管由着孩子,而是在可能的情况下尽量让孩子有可以选择决定的感觉。

命令式的语气往往会让孩子非常抵触,多用提问的方式、商量的口吻让孩子作出选择,可以满足孩子对自主感的心理需求,孩子行为的配合度会更高。比如:

- 宝贝,你放学后是先玩半小时再写作业,还是写完作业早点出去玩?
- 咱们约定的写作业时间到了,看看今天的作业清单,你想先完成哪一项?口算,阅读,还是练习题?
- 你想用这支蓝色的钢笔还是黑色的钢笔练字呢?
- 这项亲子阅读,你是想我们分角色朗读,还是先看书,然后每人分享一个故事?
- 已经9点半了,该准备睡觉了,可你的作业还有一项没完成。你是想加班写完,还是明天早点起来写,或是跟老师说一下明天补交?你来决定。

先小步放权，逐渐自主。注意，不要担心孩子走弯路，可以给孩子选择和自主负责的机会，适当承担自然后果，孩子会更加有责任感。

家长可以这样做

1. 让孩子自己选择，能够激发他们的内在动力。从"要我学"到"我要学"。和孩子多沟通，尊重孩子的兴趣选择，减少不必要的课外班，让孩子有更多自由支配的时间。

2. 家长可以抓大放小，让孩子决定做什么，什么时候做，做多少，怎么做。能让孩子自己决定的，尽量让他们自己决定。哪怕是能够自己选择的"感觉"，也会让孩子干劲十足。

3. 让孩子参与制定日常惯例表，按照自己制定的惯例表来执行，孩子会更有自主感。家长要注意与孩子的沟通方式，多倾听理解，协商一致。

4. 少用命令的语言，多用提问的方式、商量的口吻，让孩子作出选择。

亲子练习：制作惯例表

和孩子一起做一张日常惯例表（如表3-1所示），列出放学回家后的时间安排，包括写作业的时间、阅读的时间、户外活动的时间、睡前洗漱的时间等。家长要和孩子商量，让孩子做自己时间的主人。

表3-1 日常惯例表（放学后）

时　　间	内　　容	时　　长
17:00—17:30	户外活动	30分钟
17:45—18:00	读英语	15分钟
18:00—18:30	吃饭休息	30分钟
18:30—20:30	番茄钟法写作业	2小时，每25分钟休息5分钟，4个番茄钟
20:30—21:00	课外阅读、自由安排	30分钟
21:00—21:30	睡前洗漱	30分钟

脑科学加油站

自主感为何能促进学习？

孩子学习的自主感与大脑中的神经递质、神经回路及前额叶功能密切相关。当孩子对学习产生自主感时，大脑会释放多巴胺等神经递质，激发动机，增强学习的愉悦感，从而形成一种正向反馈循环。这种循环会促使大脑神经元之间的连接发生改变和加强，尤其是与学习相关的神经回路，使得学习过程更加高效和持久。

此外，前额叶作为大脑中的"执行控制中心"，在孩子形成学习自主感的过程中起着至关重要的作用。前额叶负责规划、决策、自我监控等高级认知功能，当孩子对学习有自主感时，前额叶会更加活跃，帮助他们制订学习计划、监控学习进度、调整学习策略，从而实现有效的自我管理。

3.4 培养成长型思维，积极拥抱困难

康康是一名小学四年级的学生，聪明伶俐，也爱学习，成绩中上等。可是从三年级下学期开始，他的学习越来越吃力，成绩也不断下滑，在班级处于垫底位置。虽然康康妈妈几乎每天晚上都在辅导他写作业，但康康总是马马虎虎，做题不仔细，说他还顶嘴，让人很是火大。并且令康康妈妈烦恼的是，康康遇到一点困难就想放弃。

"比如做数学题，一遇到需要动脑筋的思考题他立刻就说我不会，眼巴巴地望着我。学英语，单词读几次没记住就大喊，说学不会英语，不想学了！学习总是这样怎么能行呢？"康康妈妈非常苦恼，向

我咨询。

这种情况绝非个案，我接触过很多家长都反馈自家的孩子是这样的，我们家长该怎么办呢？背后的原因是什么呢？其实面对困难时，往往是思维模式决定了孩子采取什么样的方式去对待。

★ 固定型思维 VS 成长型思维

斯坦福大学心理学教授卡罗尔·德韦克经过 30 年研究发现，人的思维模式大致可以分为两种类型——固定型思维和成长型思维。她在《终身成长》这本书中详细阐述了这两种思维模式的不同。

如表 3-2 所示，这两种思维模式的主要区别有以下几点。

表 3-2　固定型思维和成长型思维的区别

面对的情况	固定型思维	成长型思维
对智力的看法	智力是固定不变的	智力是可以提高的
面对挑战	避免挑战，以维持聪明的形象	迎接挑战，渴望学习成长
面对困难	自我保护或轻易放弃	遇到挫折，坚持不懈
面对努力	认为努力是不会有结果的，或显得不够聪明，不想尝试	认为努力是成功的必要途径，熟能生巧
面对评价	忽略有用的负面反馈信息	从批评中学习
他人成功时	觉得是对自己的威胁	积极学习，获得灵感

固定型思维和成长型思维的孩子，在面临学习困难和挫折时会有不同的态度。固定型思维的孩子一遇到困难就想退缩，而成长型思维的孩子则会把每次的困难当作是进步的阶梯，更乐于去接受挑战，也愿意去尝试新鲜事物。长此以往，两类孩子的结果也是截然不同的：固定型思维的孩子很早就停滞不前，无法取得自己本来有潜力取得的成功，而成长型思维的孩子大多能取得很高的成就。

因为在遇到困难时，他们的思维方式有很大不同，也指引他们采取不同的行动，如表 3-3 所示。

表 3-3　遇到困难两种思维方式的区别

固定型思维	成长型思维
我放弃。	我要尝试一下别的办法。
我数学不好。	我要训练我的数学思维。
我就是不懂。	我可以尝试和学习，提高自己。
这太难了。	我需要更多时间精力，一切皆有可能。
我不擅长这个。	我忽略了什么？
我犯了一个错误。	犯错让我成长。
我已经做得非常好了。	这真的是我最好的成绩吗？
我不能做得更好了。	我总能不断进步，继续努力！
我不可能像别人一样聪明。	我在向别人学习，不断进取。

★ 如何培养孩子的成长型思维

康康妈妈说："我们家康康在学习上就是固定型思维，几乎全部中招，怎么办？"我笑着对她说："德韦克教授研究表明，其实每个人都是固定型思维和成长型思维的混合体，并不是一成不变的，成长型思维是可以培养的！"

康康妈妈说："那太好了！怎样可以改变呢？"

其实孩子的大脑是具有可塑性的，就像肌肉一样，可以通过锻炼变得更有力量和韧性。

培养孩子的成长型思维，可以从以下三个方面着手。

1. 改变消极的口头禅，撕掉标签

我问康康妈妈：有没有留意平时跟孩子交流时的口头禅？当孩子表现不好的时候，你怎么跟孩子说的？

康康妈妈回想和演练了一下平时的对话场景，恍然大悟。原来她经常一着急上火就脱口而出："你总是这么马虎！""你干什么事情都是拖拖拉拉的！""老是不听话！""真是不让人省心的孩子！总让我

操心！""笨死了！""这么简单的题都不会！""别人怎么都学会了，就你不会？"

成长型思维，与其说是教出来的，不如说是示范出来的。在生活中，父母要尽量使用积极的表达方式。

- 把"我不会"改成"我可以""我可以试一试"。
- 把"我不行"改成"我再努力一下"。
- 把"太难了"改成"我愿意尝试挑战一下"。

父母经常有意识地用积极的角度描述问题，孩子也会在耳濡目染中获得自信和勇气。

我在和儿子交流时，发现他经常喜欢说"不可能"，每当这时我就说："一切皆有可能"。后来，有一次我说了"不可能"，他也对我说"一切皆有可能"。

在面对孩子表现不好的时候，我们的表达方式也会影响孩子的思维方式，看看在表3-4所示情境中，如何将消极的固定型思维表达方式，替换成积极的成长型思维表达方式，或许对你有所启发。

表3-4 家长不同思维方式的表达

情 境	家长固定型思维表达	家长成长型思维表达
孩子作业马虎	你总是这么马虎，说了多少次，怎么又错了？	没事，看看怎样做才能避免下次犯错
孩子不听话	怎么老是不听话？	你有自己的想法很好，你可以尝试一下
孩子觉得难，想放弃	你也太没毅力了吧？	你要不要再试试其他办法？
教半天还是不会	你真是太笨了！怎么教都不会！	没关系，慢慢尝试，多练习就能学会
孩子考得不好	这么简单的题都不会？你就不是学习的料！	不要紧，你愿不愿意努力，让自己一点点进步？
其他同学成绩好	你看看××，成绩多好！哪像你这样贪玩不自觉，真不让人省心！	你这学期比上学期还是进步了不少！继续加油，相信你会越来越好！

第3章 内啡肽学习法，让孩子获得学习的成就感

2. 学会这个"魔法词"——"暂时还"

当孩子对我们表示"我不会""我不知道"的时候,其实内心有一种无力感,对自己是否定的,认为自己能力不足。怎样让孩子有勇气面对困难呢?我们可以教给孩子一个"魔法词"——"暂时还",英文表达就是"yet"。大家可以对比演练表 3-5 中的这两组话,看看自己的心态有什么不同?

表 3-5 "暂时还"句式的表达

A 固定型思维	B 成长型思维
我不知道	我暂时还不知道(如果学了,就知道)
我做不到	我暂时还做不到(如果努力,就能做到)
我没有想法	我暂时还没有想法(如果多搜集一些信息,没准就有好主意)
我不擅长	我暂时还不擅长(如果多练习一下,就能掌握)
我不知道答案	我暂时还不知道答案(如果认真思考,就知道了)
我不会	我暂时还不会(如果学习,就能掌握)

加上"暂时还"这个词之后,我们内心的力量感和自信心有没有什么不同?在 SEL(社会情感学习)课堂上,很多老师和家长通过体验有很深的体会,一位妈妈说:"刚开始觉得自己很没有能力,不自信。运用新的句式之后,觉得自己内心有力量,相信自己可以通过学习来改变,对未来充满希望,而且有积极行动的想法了!"

下次,当孩子遇到困难,我们也用这个魔法词帮他们改改句式,是不是也可以增强他们的勇气和信心?塑造成长型思维模式,可以让孩子更加积极地看待暂时的困难,通过努力和练习来掌握新知识和新技能。

3. 学会正确夸赞 鼓励而非表扬

康康妈妈说:"其实孩子表现好的时候,我也经常表扬他,并不总是批评他。"

我问她:"你是怎样表扬孩子的呢?"

"我会说:'你做得真棒!'如果他考得好,我就说:'你真是太聪明了!''妈妈真为你感到高兴!'"

我:"夸赞分为两种,一种是表扬,就是你刚刚说的话。如果希望培养孩子的成长型思维,最好用鼓励。"

康康妈妈问:"鼓励和表扬有什么不同呢?我该怎么说比较好?"

我们可以用一张表(见表3-6)分辨出二者的不同。

表3-6 表扬和鼓励的区别

对比项目	表 扬	鼓 励
关系	父母高高在上	父母和孩子平等、互相尊重
指向	做事的人	行为
目标	遵从	理解
态度	摆架子、操控	尊重、欣赏
关注点	结果、能力评价	过程、具体细节
长期影响	孩子寻求外部认可,发展固定型思维	孩子发展内在力量,发展成长型思维

心理学家德韦克教授说,如果孩子把某一件事情做得很好,在赞扬他时要强调他努力的过程,而不是他先天有什么过人之处。

比如夸赞孩子的态度、专注、坚持、创意、策略等,而不是夸奖孩子聪明、有天赋而忽略掉孩子的积极行为,后者不利于成长型思维的培养。

表扬的话:

"你这么快就学会了,真聪明呀!"

"你好棒啊!考了100分!"

"妈妈真为你感到高兴!"

"好听话呀,你真是个好孩子!"

"你弹琴真不错,简直就是莫扎特再世!"

听到这样的夸奖，孩子刚开始会很开心，但是内心也许会有这样的想法：

"如果下次没学会，我就很笨！"

"如果下次考不到100，我就不棒！"

"如果下次没做好，妈妈就不高兴了！"

"不听话，就不是好孩子了！"

"如果弹不好，他们就不把我当莫扎特了。"

而鼓励的话，则更注重具体行为、态度和品质，让孩子内心更有力量。

鼓励的话：

夸赞态度："我看到你最近学习很认真，字写得越来越工整了！"

夸赞专注："我看到你在半小时内，都在专心画画，没有离开桌子。"

夸赞坚持："你每天都坚持运动半小时，真的很不容易！"

夸赞创意："你这个方法真有新意！"

夸赞细节："你现在写字的姿势更标准了，比之前进步了很多。"

夸赞勇气："虽然这次比赛竞争激烈，你还是勇敢地参与了，很有勇气！"

夸赞热心："你看到同学没带伞，主动帮忙打伞，很热心！"

夸赞合作："你和小伙伴们合作得真棒！"

夸赞责任心："你每天都给小狗喂食了，很有责任心。"

夸赞信用："你说到做到，非常有信用！"

不当的表扬容易让孩子希望维护"聪明""很棒""好孩子"的形象，不敢去尝试和冒险，而鼓励更关注过程和努力，让孩子更有勇气去挑战自我，能够帮助孩子建立成长型思维模式。

★学会用FFC赞美法则，正确夸赞孩子

如何正确夸赞孩子，培养孩子的成长型思维？家长可以尝试使用

著名的FFC赞美法则（如图3-7所示）。FFC是三个字母的缩写。
- F=Fact：事实
- F=Feeling：感受
- C=Compare：对比

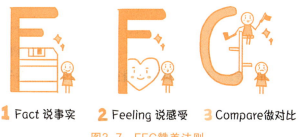

1 Fact 说事实　2 Feeling 说感受　3 Compare 做对比

图3-7　FFC赞美法则

先陈述带给你感受的客观事实，然后说出内心的感受，最后将被赞美人和同类人进行对比，让对方认为就是这样。运用在亲子教育领域，我们可以怎样做呢？

<u>第一步：Fact 说事实</u>

就是将孩子积极的行为这个事实反馈给孩子。举个例子：孩子放学后主动写作业了，这种情况比较少见。你可以这样说："妈妈一回家就看见你在主动写作业"，让孩子知道，我们父母是看到了他的好行为的。

<u>第二步：Feeling 说感受</u>

就是把孩子的行为给我们带来的良好的感受反馈给他。比如"看到你回家不用妈妈催就主动写作业，妈妈感到很欣慰。看到我的宝贝养成这样的好习惯，我真的很开心！"

<u>第三步：Compare 做对比</u>

特别强调一下，这个比较不是跟别人进行比较，是跟孩子自己进行纵向比较，突出进步。比如"跟上学期相比，你的进步的确是非常大的。"

可能刚开始的时候大家用起来有点不习惯，或者感觉到有点刻意，多次练习就会成为一个很自然的行为了。

其实只要稍加留心就会发现，一个班级中那些学业优秀并且持续进步的孩子，往往不一定是最聪明的，但一定是遇到困难最不容易放弃的。所以作为父母，比起逼着孩子学习，更重要的是为孩子建立一种新的思维模式，不再追求一蹴而就、立竿见影，而是将目光转向过程，持续发力，用长期投入的汗水和矢志不渝的坚持锤炼自己，唯有这样孩子才能走出思维的牢笼，终身成长，成为卓越的人。

脑科学加油站

成长型思维与大脑可塑性

脑科学领域研究表明，成长型思维是一种脑机能的基础，主要是指大脑具有能够适应外部触发器，自主运作，实现改变表现趋势的潜力。它使人们能够获取未来信息，潜移默化地改变自身表现，从而达成自我调节。

大脑中有 1000 亿个神经元，这些神经元之间的相互连接在不断变化。大脑可以学习、记忆、加工和调节复杂的信息，建立更多连接，激活更多神经元，形成更多脑细胞组织，这就是大脑的可塑性。

近年来大量的脑科学研究结果表明，大量的练习和不断的努力会加强神经联结。反复练习不仅能让人在某一方面的技能表现得更加出色，而且可以带来大脑结构的变化。例如：智力水平可以通过练习得到提升。一些实验研究发现，短时间密集的知识学习，如针对某一门考试进行为期三个月的紧密复习，就能使大脑部分区域的灰质得到显著增加。

脑电实验表明，具有成长型思维的孩子在完成任务中出错时，会分配更多注意力给自己犯错的部分，及时改进，并在后续任务中提升正确率。正如著名脑科学家阿诺德·沙伊贝尔（Arnold Scheibel）认为的，"最重要的是积极地进入你所不熟悉的领域"，因为"任何在智力上具有挑战性的事情都有可能成为树突生长一类的刺激，而树突的生长则意味着它可以增加你的大脑的'计算储备'"。研究表明，那些处在"舒适区"之外并不太远的"学习区"中的挑战与任务，最能促进大脑的变化。

亲子练习：成长型思维口头禅积分大比拼

想想看，你和孩子在平时的对话中，有哪些口头禅属于固定型思维呢？可以怎样更改，用成长型思维来表达呢？家庭成员可以用积分大比拼的方式互相监督。如表3-7所示，如果谁用固定型思维口头禅，被发现就扣一分，对方得一分，并立即改正。如果主动运用成长型思维口头禅，就得一分。周末统计得分，头脑风暴家庭的趣味奖惩方式。比如，得分最低的，背诵成长型思维口头禅，包干几天家务活儿。

表3-7 成长型思维口头禅积分大比拼

固定型思维口头禅	成长型思维口头禅	爸爸得分	妈妈得分	孩子得分

3.5 提升"自我效能感"，走出"习得性无助"

Lily是一个15岁的女生，她长得白白净净，戴着眼镜，穿着带蝴蝶结的方格裙子，清秀可爱。然而，她没有坐在高一的教室里上课，而是被妈妈带来向我咨询。因为她已经不愿意再去学校了，而且已经半个月没去上课了。

"我永远学不好数学,我爸妈说就我这分数,别想考上大学。我数学成绩从小到大都不太好,物理、化学比数学还难,我根本就不是学习的料,反正学不好,还是别浪费时间浪费钱了!"Lily 说。

我了解到,其实 Lily 在小学和初中阶段学习成绩中等偏上,语文、英语不错,数学稍微差一点,家里花了好多钱让她读一所重点高中。高中学校竞争激烈,高手如云,她在班上的成绩中等偏下,一次大考数学没及格,物理、化学勉强及格,整体成绩退步了十几名,老师通知了家长。

爸爸妈妈气坏了,轮番批评教育,她不服气顶了嘴,生气的爸爸出手打了她一巴掌,对她吼道:"这些题目都是老师讲过的,你怎么还会错?笨鸟先飞,你本来就不聪明,让你多做点题又不好好做,就这点分还想考大学?不好好读就别读了!"Lily 大哭了一场,从此真的不再去上学了。

其实,孩子不想上学的原因,不是成绩差,而是"自我效能感"低,父母一直以来都在用语言和行动侵蚀孩子的"自我效能感"却不自知。很多孩子的天赋就在过低的自我效能感中被埋没,孩子也因此失去了自信和活力。

★ "自我效能感"低,导致"习得性无助"

自我效能感是行为主义心理学家班杜拉提出的一个概念,他认为:自我效能感是个体对自己是否能够完成一件事的推测和预估,也就是说"我可以做到"。比如,我能学会游泳,我能学会物理,我能学会溜冰。

自我效能感高的人相信自己能够在某件事上取得成功,就是我们常说的"自信",认为"我能行"。实际上,带着这一相信自己能成功的信念去做事也更容易取得成功。

而自我效能感低的人,他们会经常性怀疑自己,觉得自己不行。带着这种失败的自我预期去做事情,真的会降低他们成功的概率,甚至会让他们陷入"习得性无助",如图3-8所示。

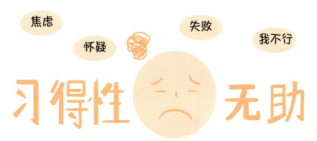

图3-8　习得性无助

"习得性无助"是美国心理学家塞利格曼1967年在研究动物时提出的。他用狗做了一项经典实验,结果表明,被关在笼子里反复电击的狗,即使把笼门打开,也不会逃走,而是倒地呻吟颤抖,绝望地等待痛苦的来临。

"习得性无助"让孩子的自我效能感低,对自己完成学习任务的能力持怀疑和不确定态度,因而倾向于制定较低的学习目标,以避免获得失败的体验。他们想的更多的是失败而不是成功。遇到挫折时,他们往往没有自信心,不加努力便会放弃。由于怀疑自己的能力,他们经常体验到强烈的焦虑,身心健康受到损害。

一个学生,如果在数学上屡次考得不理想,就可能产生"我压根就学不好数学"的想法,甚至对自己的学习能力全面否定,认为"我压根就不是学习的料"。对于学习新的数学知识,他放弃做尝试,觉得自己反正不行,破罐子破摔算了。

Lily就是这样,她通过一次次不够理想的分数,觉得自己学不好数学,也考不上大学,于是丧失了信心,再加上父母的批评和否认,在冲动之下,她做出了不上学的决定。

★ 如何帮孩子建立高"自我效能感"?

根据班杜拉的研究,自我效能感影响或决定人们对行为的选择,以及对该行为的坚持性和努力程度;影响人们的思维模式和情感反应模式,进而影响新行为的习得和习得行为的表现。

如图3-9所示,影响自我效能感形成的因素主要有:(1)个人自身行为的成败经验及归因方式。(2)替代经验或模仿。(3)鼓励。(4)情绪唤醒。(5)情境条件。

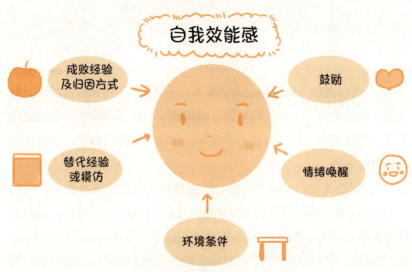

图3-9　自我效能感形成因素

高"自我效能感"的孩子学习动力更强,心态也更加积极。他们会选择尝试各种方法,去改善自己的学习现状。

家长怎样做才能培养高自我效能感的孩子呢?

<u>1. 多让孩子体验成功</u>

每个人都有成功或失败的经历,很多人说"失败是成功之母",但在自我效能这件事上,"成功是成功之母"。体验成功,是提高自我效能感最好的方式,首先要让孩子尝到成功的滋味,成功的次数越

多，孩子的自我效能感越高。

多给孩子创造成功的机会，如果孩子对数学没有信心，就让他做一些简单的题目，做对了就多多鼓励和表扬，比如说"数学进步真大呀！这几题都做对了，看来你学数学还是很有潜力的呢！"这样能增强孩子的自信心。

把任务分解为若干个好执行的小任务。比如孩子英语学不好，可以分解为每天完成10分钟的小任务。先从"读2遍课文""听10分钟录音并跟读""抄写5个单词，每个写3遍"这样的简单任务开始，逐步增加难度。

2. 学会引导孩子正确归因

原美国心理学会主席、积极心理学创始人之一马丁·塞利格曼指出，传统观点认为能力和才能是学业成功的关键，却忽略了一个重要因素——解释风格，即一个人怎么进行归因，怎么对事件进行解释。

悲观的解释风格是缺乏学习动力、学习成绩不好的重要原因，乐观的解释风格则会让孩子勇于尝试，从而带来超出其潜能的优秀表现。

归因方式直接影响自我效能感的形成。美国心理学家韦纳提出了成败归因理论，他认为，归因分为三个维度：内外因、稳定性、可控性。内外因是指影响成败的因素是内部的，还是外部的；稳定性是指影响成败的因素是稳定的，还是偶然出现的；可控性，即影响成败的因素是个体能力控制之内，还是之外的。

如果把失败归因于自己的能力不足这种内部的、稳定的因素，个体就会产生较低的自我效能感。比如孩子没有考好，家长如果归因于孩子不行，太笨了，就会让孩子在能力上受挫。如果归因为没有复习到，知识点掌握不够牢固，聚焦于解决问题，从错误中学习，则会增强孩子的自我效能感。

如果把成功归因于外部机遇等不可控的因素就不会增强效能感。

比如，孩子考试考得不错，兴冲冲地把试卷拿回家，家长说："这次考试很简单啊！考 100 分也不算什么，这次是你运气好！还不是因为妈妈给你报了培训班，不然你怎么可能考 100 分呢？"这样不利于提升孩子的自我效能感。

如果引导孩子思考："你是怎么做到的呢？能跟妈妈分享一下你考 100 分的秘诀吗？"和孩子一起总结成功经验，会让孩子更有信心和能力感。

3. 替代性的成功经验

榜样的力量是无穷的，看到别人的成功经验，也可以让孩子提高自我效能感。

可以找孩子喜欢的、认同的人或身边的人，而不是遥不可及的神童。比如孩子学钢琴考级比较难，可以告诉他小时候总在一起玩的邻居好朋友，经过练习考过了，鼓励孩子不要灰心。注意要量力而行，以激发上进心为目标，而不是老拿别人家的孩子做比较来打击自己孩子。

家长也可以跟孩子分享自己小时候的故事，让孩子知道爸爸妈妈也遇到过挫折和失败，坦诚地跟孩子分享当时的糗事，也能拉近和孩子的距离。

4. 多肯定和鼓励孩子，欣赏孩子的优点

心理学上的积极暗示非常重要，如果别人认为你能够成功，你真的比较容易成功。

有的妈妈说，自从孩子上了小学，眼睛里就只有孩子的学习，遮蔽了孩子的其他优点。比如有的孩子内向，不爱积极举手发言，可是他遵守纪律，从不干扰课堂，能按时上学，帮老师擦黑板，懂得谦让，有爱心、有礼貌，这些也是优点。

经常受到父母鼓励和肯定的孩子，自信心更强，勇于挑战，更容易成为高自尊的孩子。当他们习惯了这种被别人肯定的感觉，就会在

做事情上越来越细心，对自己的要求也会越来越严格。

可以借助老师、长辈来鼓励孩子，可以多转述老师对孩子的肯定，比如"老师的评语说你最近的字进步很大，工整了很多，继续加油哦！"

5. 良好的情绪和生理状态

身体状态、精神饱满度会影响自我效能感。孩子感觉好，就能做得更好。当一个人充满焦虑、担心的时候，什么都不想做。而拥有积极的情绪，例如放松、平静、期待、满足等，就会浑身充满力量，思维敏捷，好点子层出不穷。

当孩子有强烈情绪的时候，可以教他用走开、数数、深呼吸等方法让自己平静下来，以此来培养孩子调节、管理情绪的能力。

要经常带孩子运动，同时确保充足的睡眠。

亲子练习：积极归因

在孩子没有考好，或是觉得自己总是做不好的时候，我们可以帮助他们用积极归因的方式，如表3-8所示。

把失败的原因归结为暂时的、个别的、外在化的。比如考试太难，暂时没有学好，而不是自己太笨了，不是学习的料。

对好事的乐观归因方式：永久的，普遍的，个人化的。比如孩子竞选上了中队长，不是因为运气好，而是平时努力，性格好，受老师同学欢迎。

让孩子拥有乐观的态度，面对人生的挑战和困难敢于迎难而上。

表3-8 积极归因练习

事 件	消 极 归 因	积 极 归 因
考试没考好，不及格	我太笨了，不是学习的料	这次考试太难了，我暂时没学好
竞选上中队长	运气很好，成绩好的同学生病了，别人没发挥好	我平时努力，表现不错，性格好，受老师同学欢迎

脑科学加油站

前额叶皮层

前额叶皮层位于大脑前部，覆盖在额叶前端。前额叶皮层负责理性思考和决策，并且在情绪调节中发挥重要作用，能够抑制不适当的情绪反应，保持情绪稳定。执行功能方面，负责工作记忆、注意力管理等。

前额叶皮层会伴随个体成长持续发育，通常到 25 岁左右才达到成熟状态，这意味着在青少年和成人初期阶段，前额叶皮层的功能是逐渐成熟的，因此在决策制定、情绪调节和执行功能等方面会表现出一定的不成熟性。

前额叶皮层在自我效能感的形成中起着核心作用。这一区域负责自我评价和自我反省，是个体评估自身能力和信心的重要神经基础。当个体相信自己能够完成某项任务时，前额叶皮层的活动会增强，从而促进自我效能感的提升。

3.6 用鼓励的艺术，培养自信有内驱力的孩子

我先给大家讲一个故事：

有一个男孩，读小学的时候成绩特别差，而且还有小儿麻痹症，右脚行动不便，走起路来一瘸一拐，经常被同学取笑，他非常自卑，常常缺课，言行也常常不礼貌，老师们对他很头痛。只有一位老师，知道他虽然厌恶功课，却喜欢读课外书，对他进行了鼓励："你是个好

孩子，不要灰心，相信你以后会很有出息的！"这句话成为他人生的转折点，他开始认真读书，努力钻研文学，后来成了著名作家。

他就是英国大文豪苏格特，他一生中创作了47部小说、21部诗集、30部历史传记，对英国小说史有划时代的影响。

成名后，苏格特回到母校参观，并问学校的老师："现在学校成绩最差的孩子是谁？"他学习当年看重他的那位贴心老师，告诉那位红着脸的小朋友："你是个好孩子，我当年也跟你一样，成绩很差，不要灰心。"说完从口袋里掏出一枚金币送给那个孩子。

他的一句话改变了孩子的一生，被苏格特鼓励的小男孩最终从爱丁堡大学毕业，当了执业律师。

心理学家鲁道夫·德雷克斯说："孩子需要鼓励，就像植物需要水一样。"鼓励是孩子必不可少的心理营养，常常受到鼓励的孩子，内心会更加丰盈有力量，更加有自信和勇气去迎接各种挑战。

★罗森塔尔效应

美国心理学家罗森塔尔曾做过这样一个实验：他到一所学校对学生进行测试。之后，罗森塔尔以赞赏的口气将一份"最有发展前途"的学生名单交给了班主任和科任教师，并叮嘱他们一定要保密，否则会影响实验的正确性。

有趣的是，几个月后的考试出现了奇迹：凡是上了名单的学生，个个成绩都有了较大进步，活泼开朗，自信心强，求知欲旺盛，更乐于和别人相处。其实，当初那份"最有发展前途"的名单只是罗森塔尔随机挑选出来的，不过这个善意的"谎言"对班主任和科任教师产生了心理暗示，老师又将这一心理活动通过情感、语言和行为传递给了学生，使学生强烈地感受到来自老师的热爱、关注和期待，从而使各方面得到了异乎寻常的进步。这个效应被称为"罗森塔尔效应"或是"期待效应"。

由此可见，用充满期待与赞赏的语言鼓励孩子，孩子感受到来自家长和老师的欣赏和信任，内心会越来越有力量。他的行为也会朝着我们期待的方向发展，变得越来越优秀。

★ 鼓励可以激活大脑的"奖赏回路"

为什么鼓励会有效果呢？人的大脑中存在一个"奖赏回路"（如图3-10所示），位于中皮层边缘。如果孩子做出一个行为，得到了家长的及时鼓励，孩子立刻就能获得正向反馈，大脑就会分泌多巴胺，增加这些神经元的兴奋度，神经回路的刺激会导致积极的动机行为并鼓励孩子重复这一行为。多巴胺神经元的增加激发了我们对奖励的渴望，反过来又产生了动机，这种强化效应也可以被称为"**激励显著性**"（incentive salience）。

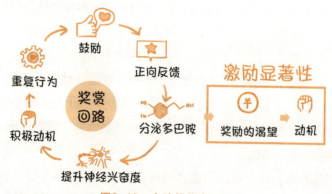

图3-10　大脑的奖赏回路

★ 从纠正模式到鼓励模式

孩子什么时候需要鼓励？很多人说："当然是孩子做得好的时候了！"是的，孩子表现好，有进步的时候，家长应该肯定和鼓励。但是，如果孩子表现不好呢？很多家长第一反应是批评和纠正。其实，鼓励往往比批评更有效果，对此我就深有体会。

我女儿晨晨读小学一年级的时候，写字歪歪扭扭，握笔姿势也不对，我实在看不下去，就在旁边一直纠正。"注意握笔姿势，这一笔拉直，字不要太大……"等她写完几排字，我边看边摇头："你看，这个字写得也太丑了，都歪到哪里去了，应该这样写，赶紧擦掉重写吧！"谁知道，女儿不愿意写了，笔一扔，哭了。

我意识到自己做错了，对她要求太高，批评指责并没有达到我期待的效果，还浪费了半小时帮她调整情绪。后来，我调整了策略，从纠错模式转成鼓励模式。"这几个字写得可真好！可以获得小红旗了！"我把晨晨写得好的字圈了出来，"咱们来找找看，哪些字可以获得小红旗好不好？"晨晨一下子来了兴致。我们一起寻找，每一排找出写得最好的三个字，用小红旗圈出来。找呀找，她发现有时一排找不出三个满意的字，于是主动擦掉一些写得差的字，重新认真写一遍，然后说："这个字是不是也能得红旗？"原来她自己也是有审美的呀！

通过认真练习，晨晨的字写得越来越好，得到老师的表扬后，她回来主动要求练字。课间也有同学来挑战她，比试谁的字最好，她获得了一些同学的支持。她希望继续保持这种成就感，于是认真对待每一次作业，争取都得到老师的展示和同学的传阅。偶尔，我去翻阅她的语文家庭作业本，发现每页都干净整洁，字迹工整，真的是赏心悦目！老师用红笔写上的"很好"二字，就是她一笔一画认真书写的最大动力！

★多给孩子展示的机会

孩子在学习过程中，往往刚开始兴致勃勃，非常积极，随着新鲜感散去，重复单调的练习会让他们逐渐失去兴趣，学习动力也不是很足了。这个时候，如果能增加一些惊喜和成果展示，就能让孩子重燃热情，更有动力。来自他人的掌声和赞赏，是给孩子非常大的鼓励。

晨晨学画画的时候，我把她的作品全部挂在墙壁上，家里人或客人看到都会赞不绝口，她很开心。回到家中，她会主动拿起笔绘画，一年就考过了绘画三级,而且作品获得省级比赛三等奖。

在她学习写作文的时候,我把她写得好的作文发布在美篇上,有些作文得到很多点赞和浏览,其中《游恩施大峡谷》这篇作文的阅读量很快突破了1000,她非常惊喜,写作文也更认真了。通过不断练习,她的作文也获得了各种比赛奖项。

舞蹈家金星说:"很小的时候,我就梦想着可以登上舞台,不管是跳舞、唱歌,还是表演。当幕布拉开,灯光打在我的身上,我爱死了那种无法言说的体验。是的,我就是为舞台而生的!"

每个人最内在的心理动机就是追求价值感和归属感。孩子的内心也是渴望被看见被欣赏的。让孩子在舞台上跳一次舞,表演一次钢琴,或是朗诵一首诗歌,获得观众的掌声,会给孩子带来自信和勇气,更有动力坚持那些枯燥的练习。

★ 四种鼓励孩子的句式

如何才能用正确的方式鼓励孩子,让孩子拥有自主动力呢?在正面管教课堂上,我会让家长们练习以下四种鼓励句式,如图3-11所示。

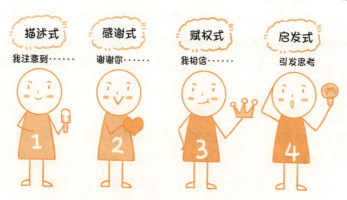

图3-11 四种鼓励句式

1. 描述式鼓励

句式：我注意到……（以孩子为主角，客观描述孩子值得赞赏的行为。）

"我注意到你一回到家就主动开始写作业了。"

"我注意到你的坐姿很端正。"

2. 感谢式鼓励

句式：谢谢你……（对孩子表示感谢，说出孩子的具体行为。）

"谢谢你遵守我们的约定。"

"谢谢你们刚才那么认真地听。"

3. 赋权式鼓励

句式：我相信……（打心眼儿里信任孩子。）

"我相信你能行。"

"我相信你自己可以找到解决办法。"

4. 启发式鼓励

句式：你是怎么做到的？（好奇地关注孩子进步的过程，引导他自己思考。）

"你这次考试进步了 10 分，你是怎么做到的？"

"这道题这么难，你都做出来了，你是怎样做的呢？"

请记得，加上拥抱、真诚的眼神、微笑等，效果会更好！

★ 可视化的鼓励树

我们家长要多看到孩子身上的闪光点，并用可视化的方式展示出来。其中，鼓励树就是一种很好的方式，会让孩子越来越自信。

作为家长，我们要多提醒自己关注孩子身上展示出来的闪光点，抓住这些闪光点，用鼓励的句式写下来，记录在鼓励树上，直到这棵鼓励树"枝繁叶茂"。

鼓励树的制作方法：

1. 在一张大白纸上画一棵大树，画上棕色的粗粗的树干，绿色的圆润的大树轮廓。在大树顶端写上孩子的名字，例如"阳阳的鼓励树"。画完以后，可以把鼓励树贴在孩子卧室的门上，也可以贴在家里比较显眼的门或墙壁上。

2. 在便利贴上写下鼓励孩子的话语，便利贴可以买各种好看的形状和颜色，而且一定要把相关的事情写具体。可以用上四种鼓励的句式，以及"我注意到……我看到……我欣赏……我相信……谢谢你……"等关键词。

例如：

- 宝贝，你今天英语单词听写13个单词全对，认真复习你都能记住！
- 妈妈看到你每天都能认真阅读、练字，棒棒哒！
- 你的乒乓球很厉害，能连续打71个，还学会了抽球、提拉、发球，进步神速！
- 你今天的数学口算全对，很认真、细心。
- 今天主动洗了碗，做家庭小主人和小帮手，点赞！
- 谢谢你今天把地板拖得干干净净，给你点赞哦！
- 你今天语文作业写得很认真，被老师展示了，进步很大哦！

3. 每天把所看到的孩子的闪光点记录在鼓励树上，直到这棵鼓励树"枝繁叶茂"。

学习和生活中方方面面的微小进步都可以记录下来，因为自信可以迁移。如果有二宝或多子女，每个孩子都要有一棵鼓励树。甚至可以有一个家庭鼓励树，发现家人身上的闪光点，彼此鼓励和看见，坚持一段时间，你会发现家庭氛围会越来越好，笑容更多，爱在家人之间流淌，彼此说话也会温柔很多。

> **亲子练习：制作学习鼓励树**

和孩子一起制作一棵鼓励树，如图3-12所示，让孩子帮忙绘图装饰，用各种各样的彩色贴纸把孩子的进步和学习成长点滴记录进来。

一段时间后，看到满树硕果累累，都是充满爱的鼓励，孩子会不会带着满满的自信，学习更有劲头呢？

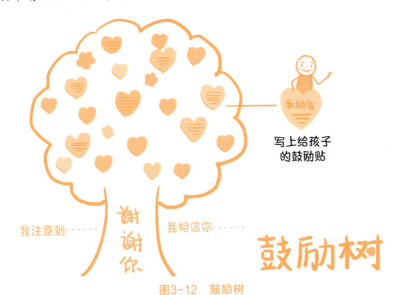

图3-12　鼓励树

脑科学加油站

杏仁核

大脑边缘系统中，有一个和杏仁差不多大小的组织，叫作杏仁核，主要负责情绪处理、记忆形成和社会行为等关键功能。

杏仁核是情绪刺激识别的关键区域，特别是在面对威胁时，它会产生强烈的恐惧、愤怒等情绪反应。这些情绪反应会让人迅速做出"战斗"或"逃跑"或"僵住"的决策，以应对潜在的危险。这时，大脑会分泌皮质醇、肾上腺素等物质，抑制神经突触的构建。

杏仁核参与形成情绪记忆,尤其是与强烈情感事件相关的记忆。这些记忆往往更加深刻和持久,对人的行为和决策产生长远影响。"一朝被蛇咬,十年怕井绳"就是这个道理。

杏仁核对解读社交信号至关重要,如面部表情和语调等。它有助于个体理解他人的情绪和意图,从而促进社会交往和合作。

第 4 章

用爱的递质，让孩子有满满的学习动力

4.1 学习动力的根源，来自爱的感觉

4.2 给孩子的情感银行存钱，让心灵账户能量满满

4.3 同理倾听，耳朵才是通向心灵的路

4.4 父母的语言，塑造孩子聪明的学习型大脑

4.5 开好家庭复盘会，助力高效学习

4.1 学习动力的根源，来自爱的感觉

我在做青少年学习动力咨询时曾接触过一个孩子，名叫小 D，他当时正在上小学五年级，学习成绩一直不太理想，在班级处于中下游，对学习缺乏兴趣和动力。他的主要表现是：做作业拖拉，经常磨叽到深夜，上培训班补课也没什么效果，老师反映上课经常走神，作业敷衍潦草，有时还不做作业。妈妈时不时会接到老师的投诉电话，非常生气，经常批评、指责甚至打骂他，然而并没有什么效果。

当我看到小 D，一眼就发现他非常内向，眼中没有光，经常低头驼背，不停地抠手指。通过家庭咨询和辅导，我找到了问题的根源：这个孩子缺少心理营养，家庭关系和亲子关系中缺乏爱的流动，他对学习也缺少爱的感觉，而这些正是学习动力的根本。

★ "不想学"的背后是孩子缺爱

再来看看小 D 的案例：小 D 的爸爸在外地工作，偶尔回家，妈妈既要开店又要带弟弟，平时很少有时间陪伴他，亲子之间的情感交流非常有限。妈妈对小 D 的教育很严厉，缺乏耐心，小 D 的爸爸妈妈之间也经常争吵，甚至闹离婚，给小 D 带来了很大的心理压力。

小 D 告诉我："其实爸爸妈妈吵架的时候，我虽然在房间里写作业，但大脑一片空白，有时候还偷听一下，听到爸爸的怒吼，妈妈的

哭泣，我心里觉得很难受，很难静下心来学习。"更令他苦恼的是，有时候妈妈也会委婉地问他，以后如果爸爸妈妈不在一起，他愿意跟谁走。这让他非常矛盾，他希望全家人能在一起好好生活。

谈到自己的心愿，小 D 这样说："我希望爸爸能陪我过一次生日，希望妈妈以后对我像对弟弟一样，不要总是催我学习，让我写作业，批评我，吼我，希望有时能陪我玩一下。"

可见，我们不能只看到孩子"不想学习""不好好学习"这些表象。其实孩子不是"不想学"，而是"不能学"，因为他们把注意力放在了家庭关系和情感内耗上面。缺少心理营养，内心感受不到爱的孩子，犹如树苗缺少阳关和雨露，会逐渐枯萎。

针对这些问题，我为小 D 和他的家长提供了一系列家庭教育指导。一方面指导小 D 的父母通过改善家庭氛围、学习有效的亲子沟通方法，为孩子创造一个和谐、稳定的成长环境；一方面对小 D 做心理辅导，帮助他调整心态，提升学习动力，指导学习方法。

通过一段时间指导，小 D 和他的家长都有了明显改变，亲子关系得到了改善，家庭氛围也变得更加和谐。小 D 的学习态度逐渐变得积极起来，成绩也有了明显提升。

★好的亲子关系是学习动力的基础

我在做青少年学习动力咨询时发现，家长最关心的是孩子的学习。然而，孩子的学习动力是其内在情绪、价值、兴趣、目标、自信心的综合呈现，亲子关系则是启动按钮，让孩子拥有健康心理的先决要素。

亲子关系理论最早由英国精神分析学家温尼科特提出。他说，亲子关系是人生中形成的第一种人际关系，也是家庭中最基本、最重要的一种固定化的互动关系。好的亲子关系，是好的教育的前提和基础。没有好的亲子关系，父母对孩子就没有影响力，教育还没开始就注定要失败。正如美国著名儿童精神科医师詹姆斯·科默所说:"没有强有力的联系,学习就不会有显著的进步。"

有的家庭,对孩子长期处于控制或忽视之中,导致亲子情感疏离,孩子不愿意和父母倾诉内心的苦恼,要么就是怒气冲冲,情绪化表达观点。良好的亲子关系,是激发学习动力的引擎。

★ 爱的感觉,是内在动力的根本

心理学中,有一个"自我决定论",是由著名的动机理论心理学家德西和瑞恩提出的。他们指出,人有三个基本心理需要:归属感、自主感、胜任感,如果这些需要都得到满足,人才会更主动、积极和愉快地工作学习。

其中,归属感是人们最重要的心理需要之一,它对个体的心理健康和幸福感有着深远的影响。归属感是指个体将自己归属于某一团体,并对该团体产生亲切、自豪的情绪体验。对孩子来说,归属感来自父母无条件的爱。孩子无论成绩好不好,有没有做错事,都能从父母这里感受到爱,他的内心有"安全感"。这样,他就不需要再去动用过多的力量对抗外界的恐惧和干扰。换言之,孩子缺少内驱力,很大程度上是因为他们动用了过多的心理能量,用于防范"恐惧"和施加"对抗"。

"你不听话,我就不喜欢你了!""再不好好学习,我就不管你了,你出去捡垃圾去!"这些话在当时可能很有效果,让孩子害怕了乖乖听话,但是却会破坏孩子的安全感。因为这是一种情绪的威胁,孩子内心是非常惶恐的。而在日常生活中,经常地打击、挑剔、指责、抱怨、控制、比较、压制等,也会破坏孩子的安全感。

父母要向孩子传达一种信息:我爱你,不是因为你的能力和成绩,而是因为你这个人,因为你是我的孩子。我们可以跟孩子说:"无论怎样,我都爱你。"这并不意味着对孩子的溺爱,孩子做错了仍然可以批评，但要对事不对人，你这个事情做错了，但妈妈仍然爱你，不会因此不爱你。这才是无条件的爱，本质是对孩子的接纳、认同和包容。

心理学家简·尼尔森认为，只有当孩子感觉更好的时候，他才能做得更好。当孩子感受到爱和联结感，会更有动力自主学习。

从脑科学的角度解释，孩子的大脑如果处于"战斗""逃跑""僵住"状态，就进入了"生存模式"，孩子用精力和能量来对抗和防御。只有当大脑处于安全和平静状态时，前额叶皮层才能正常工作，孩子可以把能量用在自我成长上面，进入到"学习模式"。

爱的体验还能够激活孩子大脑中的奖赏系统。当孩子在学习上取得进步或受到赞扬时，他们的大脑会释放出多巴胺等神经递质，这些物质能够带来愉悦感和满足感，进一步增强孩子的学习动力和自信心。

★ 五种方式向孩子传递爱的语言

我们在生活中总是能够听到父母们这样说："我都是为了你好。"作为父母，出发点肯定是为了孩子好，所做的一切都是出于对孩子的爱。然而越关心越乱，因为爱孩子，所以心中焦急，担心自己的孩子落后，没有好的未来，担心目前的各种不好的习惯会造成严重的后果。在恐惧之中，父母就容易打开杏仁核的情绪开关，直接反应，冲动行事，对着孩子发飙。长此以往，会影响亲子关系，孩子也会越来越叛逆。

当孩子感受到爱，管教才能起作用。如何向我们的孩子传递爱，让他们感知并接受呢？

盖瑞·查普曼博士发现，人们在表达与接受爱时，基本上有五种爱的语言，即身体的接触、肯定的言辞、精心的时刻、接受礼物、服务的行动，如图4-1所示。

1. 身体的接触　　2. 肯定的言辞

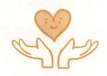

3. 精心的时刻　　4. 接受礼物　　5. 服务的行动

图4-1　五种爱的语言

爱语一：身体的接触

身体的接触是最易于使用的爱语。许多研究表明，常被人握、抱和亲吻的孩子，比那些被人长期甩在一边无人碰触的孩子更有安全感，更容易发展出健康的心理和良好的人际关系。孩子长大了，不像小时候那样经常去亲亲抱抱，但当他灰心丧气时拍拍肩膀，哭泣时抱一抱，是不是也可以融化孩子的心？

爱语二：肯定的言辞

对于主要爱语是肯定言辞的人，孩子再没有比听到别人在口头上肯定、赞美和鼓励更能使他们感受到被爱了。这会让孩子更有自信和勇气。但"肯定的语言"是一门艺术，如赞美孩子的品格（努力、善良）优于赞美容貌和聪明；赞美需要具体，与其说"你很棒"不如说"你今天写的字很漂亮！""你今天练琴很认真"（表扬态度）。

爱语三：精心的时刻

精心时刻的焦点是在注意力上，它的意思是给予孩子全心的关注。它传达的信息是："你很重要，我喜欢跟你在一起。"这使孩子感觉到自己真正被爱。"精心"代表有规划有计划地安排某一时间的某种活动，让我们共同在一起分享思想和感情，最重要的是对孩子而言，此时此刻有我们全心全意，充满爱的陪伴。如果孩子的爱语是"精心的时刻"，不如让他写下他喜欢和父母一起做的事情/活动，定期做一种。

爱语四：接受礼物

给予和接受礼物是表达爱的有力方式，最有意义的礼物会变成爱的视觉象征。比如每年给孩子准备的生日礼物或是六一儿童节礼物，是不是孩子期待已久的？这里需要注意，礼物不一定都是去商店买的，有时亲手给孩子做的创意作品更有纪念意义，比如给孩子做一把手枪或一架飞机，编制一条手工裙子，出差或旅游带回一块奇石。

爱语五：服务的行动

这里是指孩子希望你为他做的事情，你为孩子提供服务来表达爱意，比如跟孩子一起做蛋糕，陪孩子玩游戏，吃一次"野餐"。为孩子提供服务行动最高目的在于以父母自身为榜样，帮助孩子成为成熟的大人，学会借由服务的行动这种爱语去爱他人，习得关爱他人的品质。

★ 发现孩子的爱语

我们经常会看到，为工作而忙碌的家长会买很多礼物送给孩子，认为送孩子礼物就能表达对孩子的爱，家长的爱语是"接受礼物"。然而孩子却依然不开心，因为他希望的是父母能抽出更多时间陪伴他做某件事，因为孩子的爱语是"精心的时刻"……我们表达的爱并不是孩子希望的，导致孩子收不到我们的爱，亲子关系往往因此出现问题。

如何发现孩子的爱语？盖瑞·查普曼博士表示，可以从以下几方面来观察。

- 观察孩子如何向你表达爱,试着列出至少三件最近发生的重大的事,看看这些代表哪一种爱的语言。
- 观察孩子如何向别人(兄弟姐妹、朋友、老师、祖父母)表达爱。
- 听听孩子最常要求什么。
- 注意孩子最常抱怨什么。
- 给孩子做二选一的选择题:一起看电影(精心的时刻),还是买件新衣服(接受礼物)?

<u>家长可以这样做:</u>

1. 建立亲密的亲子关系。

2. 家长要抽出时间陪伴孩子,了解他们的需求和困惑。通过日常交流和互动,让孩子感受到父母的关心和支持。同时,要学会倾听孩子的想法和意见,尊重他们的个性和选择,让孩子在家庭中感受到归属感和安全感。

3. 关注孩子的学习过程。

4. 家长不仅要关心孩子的学习成绩,更要关注他们的学习过程。要了解孩子在学习上遇到的困难和挑战,给予及时帮助和指导。同时,要鼓励孩子多尝试、多探索,培养他们的自主学习能力和创新精神。

5. 创造积极的学习氛围。为孩子创造一个积极、和谐的学习氛围。要尊重孩子的兴趣和特长,鼓励他们参与各种有益的活动和竞赛。同时,要给予孩子足够的自由空间,让他们能自主选择学习内容和方式,发挥自己的创造力和想象力。

6. 给予及时的鼓励和赞扬。

7. 当孩子在学习上取得进步或表现出色时,及时给予鼓励和赞扬。这种正面的反馈能够增强孩子的自信心和学习动力,使他们更加坚定地走向成功的道路。

亲子练习：爱的五种语言

1. 通过观察，发现孩子的主要爱语是什么，尝试用孩子的爱语表达你对他的爱。

2. 每天用一种爱的语言，花式向孩子传递你的爱，并记录下来。

3. 当孩子向你传递爱语的时候，积极地回应并真诚地感谢。

脑科学加油站

脑科学研究表明，孩子的学习动力与其情感体验密切相关。当孩子感受到爱和支持时，他们的大脑会释放出一种被称为"催产素"的激素。催产素是一种肽类激素，被称为"爱的激素"，由脑下垂体分泌，如图4-2所示。

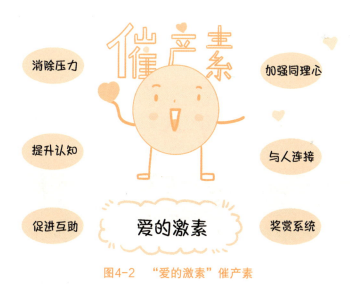

图4-2 "爱的激素"催产素

"催产素"具有以下效果：

（1）消除压力、焦虑，抑制压力荷尔蒙皮质醇的分泌，增强免疫力。

（2）促进大脑神经元的连接和沟通，提升孩子的认知能力和情感稳定性。

（3）促进互助行为，维系社会关系，喜欢去做"利他"的事。

（4）加强同理心，培养信任度。

（5）更愿意与人连接、互动，更愿意维系团结状态。

如何促进催产素分泌？

（1）拥抱与亲吻：亲子间的拥抱、亲吻等身体接触行为能够显著促进催产素的分泌。这种亲密的身体接触不仅能让孩子感受到安全和温暖，还能增强亲子间的情感联系。

（2）日常抚摸：在日常生活中，父母可以通过抚摸孩子的头、手或背等方式，增加与孩子的身体接触，这些简单的动作也能促进催产素的释放。

（3）情感交流：父母应该经常向孩子表达爱意和关怀，让孩子感受到家庭的温暖和支持。多与孩子沟通，分享彼此的感受和需求，倾听孩子的想法和困惑。

4.2 给孩子的情感银行存钱，让心灵账户能量满满

小莉小时候是个活泼开朗的孩子，但妈妈发现她进入小学高年级之后，变得越来越沉默，经常一回家换好鞋子就回到自己房间，锁上房门不知道在干什么。有时候妈妈问个话，她也是爱搭不理的，或是显得很不耐烦。有一次小莉考得不是很好，回来妈妈还没问她，她就主动开始找茬发脾气。妈妈很无奈也很困惑，感觉和孩子沟通起来很

累,有时候还要小心翼翼的。妈妈希望有好的办法能重新走进孩子的内心,回到和孩子开心聊天的时光。

小莉妈妈注意到,因为孩子学习压力大,自己工作忙碌,母女之间的交流越来越少,于是决定每天晚餐后留出一段时间专心听小莉讲述学校的事。一天,小莉提到自己对历史课的一个话题很感兴趣,妈妈便记在了心上。第二天,妈妈带回了一本关于那个历史话题的书,作为给小莉的惊喜。小莉非常感动,她感到妈妈不仅是在倾听,还真正关心和支持她。从那以后,母女俩的关系就越来越亲近了,小莉也愿意跟妈妈分享她在学习上的困惑,有问题能说出来,和妈妈共同解决,学习状态比之前好了!

正如小莉妈妈一样,有不少父母跟我反馈,孩子小时候就像小尾巴一样跟在大人后面,还什么都想和父母说。不知道为什么,越长大越高冷,不愿意跟家长谈心,有时候发生问题家长也是最后知道的。怎样才能改善这种沟通状态,跟孩子有话聊呢?

★ 你的情感银行存款多吗

美国心理学家威拉德·哈利提出了"情感银行"的概念。在每个人心里都有个情感账户,他将关系中的相互作用比喻为银行中的存款与取款。存款可以建立关系、修复关系,取款则使人们的关系变得疏远,如图4-3所示。不论你是否意识到,在人们初次相识时,彼此之间就开设了账户。史蒂芬·柯维在《高效能人士的七个习惯》一书中指出:"你必须把每一次人际交往,都看成是在他人情感账户内存款的一个机会。"

我们与孩子之间的情感连接就像是一个银行账户,有时候我们的语言和行为是向这个账户"存款",而有时却是在"取款"甚至"透支"。

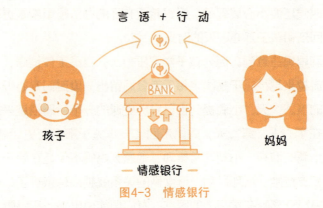

图4-3 情感银行

存款

"存款"行为指的是那些能够增进亲子关系、加强情感连接的活动或言语。这包括：

（1）肯定和鼓励

当孩子取得进步或者作出正确决定时，我们及时给予肯定和鼓励。

（2）陪伴和互动

陪孩子参加户外活动，如徒步、骑车或野餐，共同分享快乐的时光。

（3）倾听和理解

当孩子遇到困难或挫折时，我们耐心倾听他们的诉说，并给予理解和支持。

这些行为都会让孩子感到被爱、被重视和被支持，从而在情感银行账户中"存入"正面的情感体验。

取款

"取款"行为则是指那些可能会消耗或减弱亲子情感连接的活动或言语。这包括：

（1）要求和指令

我们平时会对孩子提各种要求，比如认真完成各项作业，遵守各种规矩等。

（2）批评与惩罚

当孩子做出不符合我们期望的行为时，我们可能会生气、失望或者责怪他们。这些负面情绪会消耗之前存储的情感资本。甚至我们有时还会惩罚，强迫孩子做他们不愿意做的事情。

（3）忽视与冷漠

如果我们因为忙碌或者其他原因而忽视孩子的情感需求，他们可能会感到被冷落和不被重视，这也是一种从情感银行"取钱"的行为。

这些行为可能会导致孩子感到自己被误解、被忽视或不被爱，从而从情感银行账户中"取出"之前存入的正面情感体验。

透支

"透支"则是指长期的或过度的负面行为，导致亲子关系的情感连接被严重削弱甚至破裂。这包括：

（1）长期忽视

如果父母长期忽视孩子的情感需求，不关注孩子的成长和变化，会让孩子感到自己被遗弃，感到很无助，严重损害亲子关系。

（2）过度控制

如果父母对孩子的生活和学习过度控制，不允许孩子有自己的想法和选择，就会让孩子感到窒息，产生反抗心理，从而破坏亲子关系。

（3）虐待和暴力

极端情况下，有些父母可能会对孩子进行身体或情感上的虐待。这种行为会严重伤害孩子的身心健康，让孩子变得叛逆或者封闭，对你的话不再信任，导致亲子关系彻底破裂。

情感透支的孩子可能会出现行为问题，如攻击性、逃避责任或者过度依赖他人。

★ 变化的情感银行

在这个案例中，我们可以看到小莉和妈妈之间的情感银行账户经历了从"取款"到"存款"的转变，以及这一转变对母女关系产生的积极影响。

初期阶段：情感银行处于"取款"状态

小莉进入小学高年级后，由于学习压力和妈妈工作忙碌，母女之间的交流逐渐减少。这一阶段，妈妈的情感银行账户处于"取款"状态。小莉可能因为感受到妈妈的忽视和缺乏交流而变得沉默和不耐烦。这种状态下的孩子容易感到孤独和不被理解，从而选择封闭自己。

转折阶段：从"取款"到"存款"

妈妈注意到问题后，开始每天晚餐后留出时间专心听小莉讲述学校的事。这一行为是典型的"存款"操作，妈妈通过倾听和理解来加强与小莉的情感连接。妈妈记住小莉对历史话题感兴趣这件事，并带回相关书籍作为给小莉的惊喜，这一举动进一步在情感银行账户中存入了大量的正面情感体验。

后期阶段：情感银行的"存款"大丰收

随着妈妈持续努力和关注，母女俩的关系逐渐亲近。小莉愿意分享她的困惑和问题，与妈妈共同解决。这一阶段，妈妈的情感银行账户已经积累了足够的"存款"，母女之间的关系更加紧密。

★ 多给情感银行"存款"

心理学家阿德勒曾说过："幸福的人用童年治愈一生，不幸的人用一生治愈童年。"我们家长都希望孩子能够幸福，希望拥有良好的亲子关系，即使是面对各种挑战和需要"取款"的情况也有足够的余额，那就要平时给孩子的情感银行账户多"存款"，让孩子成为精神上的"富翁"。如何给情感银行"存款"呢？这里推荐三种存款方式，如

图 4-4 所示。

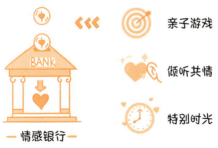

图4-4 给情感银行"存款"的三种方式

★亲子游戏

你就是孩子最好的玩具,和孩子共享欢乐的游戏时光,可以很好地促进亲子感情。当孩子不愿意做作业,垂头丧气的时候,如果家长还去大声责骂,催促孩子写作业,你就会发现一个拖拉磨蹭、字迹潦草,让你更加生气的孩子。

这时,如果你能停下来,先花 10 分钟时间跟孩子玩一个他喜欢的游戏,让孩子的脸上绽放出笑脸,然后再跟他提作业的事情,并且答应他做完作业可以再玩一次,你就会发现,孩子会更加愿意配合你,写作业的效率也大大提高。

推荐几个我经常和孩子一起玩的游戏:老鼠偷油,木头人,老狼老狼几点了,红绿灯,五子棋,这些游戏特别适合小学生,哪怕我女儿十岁了,也喜欢玩这些看起来幼稚无比的游戏。家长也可以和孩子们在床上玩玩枕头大战,让孩子制定游戏规则,比如打中对方屁股就赢了,孩子们会乐此不疲。

放下成人的架子,把自己变成一个大孩子,成为孩子的玩伴,也会感觉自己更加年轻,重温快乐的童年。我也因此而了解到孩子们的心声,知道他们的想法和兴趣爱好,从而走进他们的内心,在适当的时候给予他们正确的引导。

很多家长往往在孩子很久不和自己沟通,或是有些抑郁,想退学了,才发现原来孩子的内心受到了伤害。或许是因为没有朋友,或许是因为受到了欺负,或许是因为学习压力太大,可他不告诉你,你就失去了引导他的最佳时机。

★ 倾听和共情

当你下班回家,看到孩子正在打游戏,可能会立即火冒三丈,批评孩子只知道玩,学习一点都不自觉。但也许,孩子是写了1小时作业,刚刚才开始玩的,准备玩10分钟就放下。你的批评指责反而会激起孩子的反抗心,他自己的内驱力也会被破坏掉。

作出判断之前,先倾听孩子怎么说,和孩子共情:"学习感觉有点累了,希望打游戏放松一下,妈妈相信你是很有自制力的,要记得玩一会儿休息一下眼睛哦!"拍拍孩子的肩膀,会让孩子感觉父母是支持自己的,很有力量感。

当孩子和你诉说他的苦恼时,记得放下你正在忙碌的事情,比如手机、电脑打字或是家务活儿。蹲下来,或和孩子坐在一起,看着孩子的眼睛,听他跟你说了什么。

不要着急发表你的建议,也不要打断,静静地听他说完,或是简单地回应"哦""嗯",点头,孩子需要的可能就是你的倾听和安慰,也可能是实实在在的帮助。

如果你觉得孩子"废话"太多,只想谈学习,那么你会发现,孩子会逐渐变得什么话都不想和你讲。

★ 特别时光

当我们抽出一段固定的时间来单独陪孩子度过时,这段时间就不会被外界打扰,是专属于我们和孩子的时间,可称之为"特别时光"。

这段时光是与孩子约定好的固定时间,比如可以约定平时放学后,留半小时和孩子玩,一起散步,一起打羽毛球、篮球,一起踢足球,释放学习压力,促进多巴胺分泌。哪怕是晚上睡前 10 分钟,也可以给孩子讲一个故事,分享一下孩子今天的收获,说几句鼓励的话,这都是和孩子增强联结、促进亲子关系的好方式。

我们可以用头脑风暴方式,和孩子一起商量,记录想做的事情清单,注意以孩子为中心,放下"这个没有意义""学点有用的东西"等各种评价。

这段时间,我们需要放下手机,放下工作,放下杂念,全身心陪伴孩子。当你正在工作,孩子跑来打扰你时,你可以对孩子说:"现在不行,我很期待一个小时后我们的特殊时光。"当家里有多子女时,我们应该给每个孩子安排单独的一对一专属时光,让他们感受自己被重视。

亲子练习:家庭特别时光

我们可以和家人孩子头脑风暴一下:在什么时间,和谁安排什么活动,成为我们的特别时光?可以是全家一起的,也可以是和某个人的专属时光。当然,记得给自己留点时间和空间,让自己状态很好,活力满满,这样才能更好地陪伴孩子。如表 4-1 所示,把这张表写下来,贴在墙上,是不是一件十分温馨而有仪式感的事情呢?

表 4-1 家庭特别时光

家庭特别时光	和大宝的特别时光	和二宝的特别时光	和伴侣的特别时光	我自己的特别时光

> **玩耍能帮助大脑运作和学习**
>
> 神经科学家告诉我们，玩耍对于帮助大脑运作和学习至关重要。不过，并不是玩耍行为本身引发的学习，而是玩耍所促进的重复行为引发的学习。重复行为能够最终引发可以改变大脑的模式化神经活动。同时，玩耍和学习之间的最核心关联（也就是我们会坚持重复并且从中学习的动力）就是愉悦感。
>
> ——美国教育心理学家吉尔·斯塔姆《如何科学开发孩子的大脑》

4.3 同理倾听，耳朵才是通向心灵的路

小茹的妈妈通过朋友介绍来找我咨询，原因是小学五年级的小茹做出了一些让人匪夷所思的举动：一点就爆，和同学发生冲突，缺乏学习动力，有时候不想去上学。妈妈问她，她什么都不肯说。当我跟小茹聊天的时候，发现这个孩子其实很健谈，非常懂事，就是因为家庭原因，比较敏感。

我问她为什么有想法不跟妈妈说，她淡淡地说："她根本就不好好听，跟她说话，她总是在忙别的事，不是很敷衍地哦几声，就是答非所问，要不就是讲一堆大道理。"我跟小茹妈妈反馈，她才意识到自己真的就是那样的，没有耐心听女儿讲完，总想灌输道理，难怪孩子不主动找她说话，问什么话也不想回答了。

很多家长找我了解亲子沟通的技巧，想知道如何跟孩子沟通，让孩子主动学习。大家都希望我能提供一些话术，一次性"搞定"孩子。我通过多年实践总结出一个真理：说话之前先学会"闭嘴"，学会倾听才是有效沟通的第一步。

★ 倾听四要素

关于如何听，繁体字的"听"其实已经给出了答案。"聽"左边是耳和王，右边是十目一心，代表的意思是：耳听为王，眼睛看着对方，一心一意地关注对方。

在SEL（社会情感学习）课堂中，我也会教给孩子倾听四要素：眼睛看，耳朵听，嘴巴闭，心思考，如图4-5所示。

对于家长来说，首先就是要做到停下手中的事

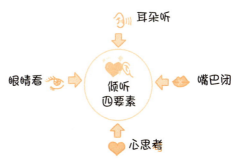

图4-5 倾听四要素

情，专注地看着孩子，耐心听孩子讲完，不打断、不评判、不指责。可以仅仅使用简单的语言"哦""嗯""还有呢？"进行回应，也可以使用非语言信号，比如点头，微笑，拍拍孩子的肩膀等。抱着全然接纳和好奇的态度，了解孩子的想法。

很多父母学习之后，做到了形式上的听，事实上并没有真正关注孩子在想什么，而是在想下一步该怎么指导和教育孩子。或者眼睛看着孩子，其实在想着别的事情。这种形式上的装作倾听，很容易被孩子识破。只有形神兼备地倾听，孩子才会真正愿意跟你说。不然，你会发现，孩子到了10岁以后，就不愿意跟你讲话了。放学回家后，把房门锁上写作业，你多问一句，他都会不耐烦地说："说了你也不懂""我懒得跟你们讲。"

倾听四要素中，最难做到的是嘴巴闭。父母总想教孩子、帮孩子，孩子还没说完，就以为自己听懂了，就希望把人生经验和道理马上分享给孩子。殊不知，孩子的沟通之门其实就在父母滔滔不绝的讲道理声中关闭了。

海明威说："人用两年时间学会说话，却要用一辈子学会闭嘴。"闭上嘴巴，竖起耳朵，用心倾听，心与心的沟通才能开始。

有时候，当孩子讲话时，我们会有很多先入为主的想法，恨不能立即开口指正他们错误的想法，然而，有时真相和我们想象的完全不同，我就有这样的经历。

2022年底，因为疫情上了2个月网课，终于要恢复线下课的时候，我正窃喜可以轻松一阵了，谁料上小学二年级的儿子在开学前一天晚上突然对我说："哼，我明天不想去上学了！我就不去上学！"

我当时非常吃惊，怎么我儿子也厌学了吗？为什么平白无故就不想去上学呢？我按捺住内心的疑问和担忧，心想先问问原因吧！我深吸一口气，很平静地问他："哦，为什么呢？"他带着哭腔说："美术老师说明天上学要交所有的美术作业，我有好多次都没有画完，还有画在纸上的找不见了！"

"哦，原来是这样啊，你担心被美术老师批评是不是？""是的，老师说谁要是不交美术作业，就让他抄写课文，一直抄写。"他的眼泪都掉出来了。

"你不想被罚抄课文是吧？一直抄写听起来确实很难受。那我可以帮你吗？"我帮他擦了擦眼泪。

"我只记得几个作业，海洋动物我不会画，不倒翁的步骤我不会写，森林树屋我也没画完，还有的作业我不记得了！明天就要交，怎么办呀？"他忧心忡忡地说，感觉天快塌下来了。原来是这个原因，不是我想象的各种画面。我松了一口气，心里想好了怎样帮助这个因为着急作业没完成而不去上学的孩子。

"那妈妈可以和你一起画,我们家不是有一本简笔画大全吗?可以查找一下上面的海洋动物怎么画,森林树屋妈妈也可以帮你画一部分,你来勾线和涂色,怎么样?其他的作业,我可以用QQ问一下你的美术老师,补交一下好吗?"我说。他点点头,把简笔画书找到了,开始画起来。

然后,我立即跟儿子的美术老师沟通,询问了有哪些作业需要上交,也说明了情况,希望能晚一点会补交作品,请老师不要批评和惩罚儿子。美术老师回复说:"让孩子安心来上学,以后补交也可以。"我给他看了老师的回复,让他不要担心,老师不会批评。

后来,我们一起完成了海洋动物的画,并且把以前没画完的画补了一些。

第二天,他开开心心地去上学了,回来再也没提不想上学的事情了。

★ 同理倾听

一天,辰辰一回家就气愤地跟爸爸说:"我再也不跟宣宣玩了,我想揍他!"爸爸一听这话就开始讲道理:"怎么能这样说呢?你们不是好朋友吗?打人可不好,这样没有礼貌,也没人跟你玩。有话要好好说……"辰辰听了越来越生气,故意顶嘴,后来还"砰"的一声把门关上了。爸爸很无奈,觉得这孩子太任性了,不讲理。

遇到这种情况如何倾听和回应,孩子才愿意跟我们说心里话?同理倾听是一个很好的方式,让孩子感到我们愿意去理解他们。

同理倾听有三个层次,如图4-6所示。

听事实: 尝试把对方说的内容表达出来,我听到你说……
听感受: 感受对方的感受,我想知道你当时是否感到……
听需求: 顺着感受找到对方的需要,你是不是希望……

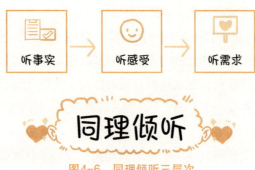

图4-6　同理倾听三层次

通过倾听去理解对方，与对方感同身受，换位思考，并且把这份理解说出来。

如果你是辰辰爸爸，怎样说辰辰才会听呢？咱们运用同理倾听的方法来试试看：

首先，先反射性地说出你听到的事实，可以重复孩子的话，也可以用类似的语句，例如"我听到你说，你再也不想跟宣宣玩了，还想揍他，能跟我说说发生什么事了吗？"

耐心等孩子讲完，比如辰辰说："宣宣太过分了，给我取外号，当众笑话我，同学们也都跟着笑。"尝试说出孩子的感受，"我猜你当时一定感到很生气"。或是加上自己的感受，"如果我是你，当时也会很生气，也想揍他"。

再说说孩子的需求："你是不是希望他下次不要再这样给你取外号，跟你道歉？"等待孩子情绪平静下来，再用提问的方式，一步步引导孩子头脑风暴，想出各种解决方案，探索后果，选出最适合的解决办法。

★ 成为孩子心情的"镜子"

一个找我咨询的六年级学生小宇说，每次没考好都会跟爸妈起冲突，听到爸妈提起学习的事情心里就很烦躁，谁跟他说话就想怼谁。

他最讨厌爸妈说的一句话是:"为什么别人都会做,你不会做?"这时候其实他自己也会感到很自责,觉得自己无能,辜负了父母的期待,很生自己的气,希望父母能安慰鼓励,哪怕说一句:"没关系,下次努力就好了。"

一个孩子在考试失败以后可能会变得很烦躁,容易生气,谁跟他说话就怼谁,跟爸妈说话不耐烦、锁门、争吵。这背后其实是孩子对学习压力的恐惧,对自己的指责,害怕考不好父母不爱自己。他的内心其实在说:"我希望你们爱的是我这个人,而不是成绩,不管我考得好不好,你们都爱我,接纳我。"

作为青少年心理辅导师,我会帮忙孩子整理自己的表层情绪和深层情绪,澄清孩子背后的需要和期待。作为父母,我们虽然不能做到那么专业,但是可以用一种关切的语气、关心的态度来问问孩子:

- 刚才你很烦,你是不是想告诉我……
- 听上去你的意思好像是……我不知道我的理解对不对?
- 我不太确定,你的意思是……吗?你是说你想要……吗?
- 你愿意多告诉我一点,你是怎么想的吗?
- 我可以做点什么来帮你呢?如果你有什么要我帮忙的,就请告诉我。

不评判、不指责、不给建议,用礼貌的开放性的提问,可以帮助孩子更加了解自己。如果孩子情绪有些激动,我们也可以按下暂停键,等双方平静下来再继续往下谈。允许孩子有情绪,允许孩子表达情绪,觉察接纳孩子的情绪,同理倾听,平和沟通。

亲子练习:同理倾听

当孩子跟你讲一件事情,请记得用倾听四要素——眼睛看,耳朵听,嘴巴闭,心思考——来听孩子讲完,然后用同理倾听的方式回应孩子。

- 听事实：尝试把对方说的内容表达出来，我听到你说……
- 听感受：感受对方的感受，我想知道你当时是否感到……
- 听需求：顺着感受找到对方的需要，你是不是希望……

观察孩子的反应，询问孩子是否说中了他的感受和想法。

> **脑科学加油站**
>
> **"智慧细胞"镜像神经元**
>
> 镜像神经元是大脑中的"智慧细胞"，它让我们能够理解他人的行为、意图和感受。当别人打哈欠时，我们也忍不住打哈欠，就是镜像神经元在起作用。
>
> 它对我们的学习起着非常重要的作用，当我们学习新的技能时，如弹钢琴、跳舞，我们会先观察他人的行为，让我们的大脑模仿这些动作。此时，我们的镜像神经元被激活，帮助我们理解和内化这些动作。
>
> 当别人开心、生气、痛苦时，我们的镜像神经元会被激活，让我们产生同样的情绪体验，更好地理解他人的心理状态，产生"同理心与共情"。

4.4 父母的语言，塑造孩子聪明的学习型大脑

不少家长在孩子读小学的时候就感叹："孩子与孩子之间差距怎么这么大呢？"不同孩子在学习读写能力、自我管理、数学概念、执行

力等方面会有明显差距。然而，影响孩子大脑发育的，也许不是先天的智力，而是父母的语言。

为什么这样说呢？我们先来听一个小故事。

《父母的语言》作者达娜·萨斯金德博士是主持小儿人工耳蜗项目的外科医生，她在给患者做耳蜗植入时，有了一项奇怪的发现：扎克和米歇尔两个孩子都是先天性耳聋，智力相同，父母都深爱着他们，在两个孩子七八个月大时为他们植入了人工耳蜗，使他们获得了听力。但是几年后，两个孩子却是截然不同的结局。

扎克是在三年级时读的正常小学，他的阅读水平也达到了正常孩子的水平；然而相同年龄的米歇尔却只能在"特殊学校"里学习，只会简单的手语，阅读能力仅达到幼儿园水平。

明明两个孩子智力相同，都有着爱自己的父母，人工耳蜗植入手术都很成功，为什么会有如此大的差距？最后，经过调查研究发现，造成这种差距的主要原因在于他们父母的语言，也就是他们早期接触的语言环境。扎克的父母经常跟扎克对话，刺激他的语言功能；而米歇尔的父母在孩子获得听力后，很少跟米歇尔互动交流，导致他的语言接受能力越来越弱。

达娜·萨斯金德博士和她的团队经过研究发现，父母的语言直接塑造着孩子的大脑。3000万词汇的差距就可以塑造更强大的学习型大脑，让孩子在未来的学习中产生显著的"成绩差距"或"学术落差"。

★孩子的聪慧源自其善于沟通的父母

"没有天生聪慧的孩子，他们的聪慧源自其善于沟通的父母。"达娜·萨斯金德博士在《父母的语言》中通过大量令人信服的实证研究，展示了一个挑战常识的事实：孩子的优秀程度与一个看似不重要的因素密切相关——父母与孩子说话的总时长、互动性以及语汇的丰富度。

她在研究中发现，那些中产家庭的父母更爱对孩子说正面的、肯定的词汇，比如"你真棒""你可以的"等，而那些社会最底层家庭的父母，更爱说"你错了""你不行""你没用"等负面的、否定的词汇。

据统计，中产家庭的孩子与社会最底层家庭的孩子相比，听到的肯定词汇数量的比例是 6∶1，而听到的否定词汇数量的比例是 1∶2。

影响孩子学习成绩好坏的，并非家庭经济条件，最关键的因素是，父母在与孩子交流中是否经常对孩子说丰富的、多元的、肯定的语言，尤其是在他们 0～3 岁时。

词汇贫乏、单向、粗暴的交流，造就了未来的"穷孩子"，饱含关切、双向互动、词汇丰富的交流，造就了未来的"富孩子"。儿童每天使用词汇的 86%～98% 都与父母一致。父母的每一句话，渐渐变成了孩子未来的模样。3000 万词汇的差距，才是决定孩子未来输赢的"起跑线"。

★ 父母的语言影响孩子脑回路的构建

为什么父母的语言那么重要？从脑科学角度来看，我们每个人与生俱来就有 1000 亿条神经元，能转化为诸多不同的潜力。要想发挥这些神经元的潜力，这些神经元之间还需要关键性的类神经连接。孩子 0～3 岁时，大脑每一秒都会产生 700～1000 条额外的类神经连接，但是如果数量如此庞大的类神经连接长期保留，大脑就会不堪负荷。

所以，大脑会自动通过"突触削减"过程淘汰较弱的、不经常用的类神经连接，保留那些经常用的。保留下来的部分，就成了关键性的类神经连接。因此，孩子早期的语言环境，即父母提供的语言环境，很大程度上决定了孩子先天潜能的发挥。孩子经常听到的语言，就在大脑里形成持久的脑回路。

语言塑造思维，你在用不同的语言给孩子勾画不同的心理图景。

那么，错过了孩子前三年的良好语言环境创造，是否就没有机会了呢？实际上，现在开始也不晚，因为孩子的大脑具有可塑性，神经元在不断生长，我们可以锻炼新的"大脑肌肉"，塑造新的神经元链接。

★ 多用正面语言代替负面语言

我们在平时跟孩子相处时，会不会遇到孩子不听话的情况：你越说"不要做……"，孩子越是要做。比如下雨天，你看到前面有个水坑，好心提醒孩子："不要踩水！"结果孩子一脚踩进去！孩子在前面跑，你大喊"别跑"，结果孩子跑得更快了。孩子不敢攀岩，紧张害怕站着不动，你鼓励他"别害怕，别紧张"，结果孩子还是一动不动。这是为什么呢？

在解释大脑机制之前，我们先来做一个简单的体验。请你闭上眼睛，我来说一句话："不要想象一只红毛的猴子倒挂在树上。"请问，你刚才脑子里出现了什么画面？你在想什么？是不是在想一只红毛的猴子倒挂在树上？

为什么会这样？心理学研究表明：使用正面语言，信息接收者会产生正面心像，而使用负面语言，则相应的产生负面心像。如在行为字词前加上"不要""别"等否定词，信息接收者的大脑往往会漏接其真正意义，使其后面的"行为字词"的心像强烈呈现，造成"顾后不顾前"的状况，所以信息输送者越"不要"的事，就越"要"发生。

大人说"不"，往往是对孩子的批评和否定，让孩子感受到你的愤怒和不满情绪，这容易激起孩子的逆反心理——偏偏不听话，而且还对着干。因此，这种"不"语言是无效的沟通方式。特别是当孩子处于两三岁第一叛逆期，以及青春期的时候，表现尤其明显。他们会一直说"不"，这是因为他们的自我意识增强，而他们也最讨厌听到"不要"之类的否定句。

此外，脑科学研究表明，当孩子听到负面评价时，他们的大脑会产生压力和焦虑反应，这会影响他们的认知能力和学习效果；而正面语言，则可以激发孩子的积极性和创造力，促进他们的大脑发展和学习进步，如图4-7所示。在亲子沟通中，语言的力量是巨大的。很多时候，父母不经意的一句话，可能对孩子产生深远的影响。因此，作为家长，我们应该学会使用正面语言，尽量避免使用负面语言。

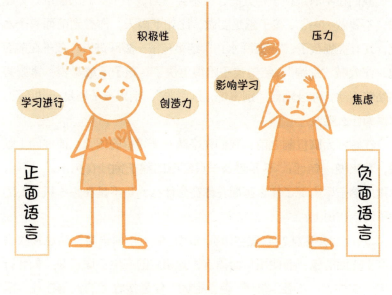

图4-7　正面语言VS负面语言

我们希望孩子做的事情，该如何表达呢？脑科学和心理学表明，用正面、积极、清楚、具体的语言代替"不"语言会更有效。要注意，正面语言的关键态度是坚定的，而不是强硬的。提前告知，让孩子知道接下来发生的事情；不是模糊笼统的命令，而是清晰具体的指令；使用"你——就可以……"句式，让孩子看到自己行为的积极结果。

错误语言示范：

（1）"你考试的时候别紧张，别因为粗心又做错了！"

（2）"你别哭，别紧张，别害怕。"

（3）"别拖拖拉拉的，赶紧吃饭，别边吃边玩！"

（4）"不要老是把东西四处乱丢！每次都到处找东西！"

（5）"不要跑！别上蹿下跳！"

正确语言示范：
（1）"你放松些，和平时一样认真答题就好了，写完仔细检查一遍。"
（2）"来，我们深呼吸放松一下，你很勇敢。"
（3）"你一吃完饭，我们就出去玩。"
（4）"用完物品要记得放回原位，这样下次才容易找。"
（5）"坐这里安静等待一下好吗？"

★ 多用启发式语言代替命令式语言

小明是一个小学四年级学生，可他妈妈发现他最近越来越叛逆，说什么都顶嘴，而且还不让妈妈看他写作业，锁起房门不交流。我经过了解发现，小明的妈妈比较严厉平时经常催写作业。"你赶紧去写作业！""10分钟口算做完给我检查！""怎么又错了？赶紧改！"，小明逐渐产生了逆反心理。通过学习之后，小明的妈妈改变了沟通方式，尝试使用启发式语言与小明交流。"小明，你准备怎样安排晚上的时间？""这几道口算你仔细检查一下，看看有什么发现？"这样的沟通方式让小明感到被尊重和理解，他更愿意主动去学习。

在亲子沟通中，许多家长常常不自觉地采用命令式语言来指导孩子，这种方式虽然直接，但往往会引起孩子的反感和抵触。相反，启发式语言能够激发孩子的自主性和思考能力，让孩子更愿意主动配合和执行，如图4-8所示。

从脑科学角度来看，启发式语言能够激发孩子的前额叶皮层活动，这是负责决策和规划的大脑区域。通过启发式提问，孩子需要思考和作出选择，这有助于培养他们的思维能力和自主决策能力。父母给孩子下指令或发号施令，对孩子的大脑发育毫无益处，因为指令的回应不需要使用太多的话语，有时甚至完全不用话语。

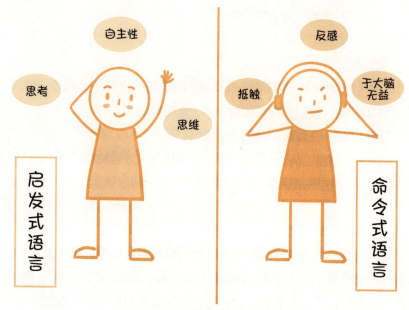

图4-8 启发式语言VS命令式语言

启发式语言基于"自主决定理论"。当人们感到自己的行为是出于自主选择和内在动机时，他们会更加投入和满足。对于孩子来说，启发式语言能够满足他们的自主性需求，让他们感到被尊重和理解，从而更愿意主动配合和执行。

错误语言示范：

（1）"你赶快去做作业，不要拖延！"

（2）"按照我说的方法去做，你的想法太可笑了！"

（3）"赶紧收拾好书包、戴好红领巾去上学了！"

（4）"我已经告诉过你怎么做了，你为什么还是做错！"

正确语言示范：

（1）"你觉得我们怎样可以更有效地安排今天的学习时间呢？"

（2）"我们一起来想想，如何解决这个问题？"

（3）"想想看，你上学之前还有哪些事情要做？"

（4）"你觉得还有什么地方不懂？怎样才能避免下次犯错？"

作为家长，在亲子沟通中应多采用启发式语言，尊重孩子的自主性和思考能力。通过提问和引导，让孩子主动参与到决策和解决问题的过程中来，这样不仅能培养他们的思维能力，还能增强他们的自信心和责任感。同时，避免使用命令式语言，以免引发孩子的反感和抵触情绪。记住，有效的沟通是建立在尊重和理解基础上的。

亲子练习：改变语言模式

我们很多家长，自己就成长在充满负面语言的家庭氛围里，没有体验过正面语言，又怎么和孩子说呢？接下来，我们来做一个练习。

1. 现在，请大家闭上眼睛，回忆一下自己的童年经历，想想自己都听到过什么负面语言，把它们写下来。

2. 问问自己，看到这些语言，心里有什么感受，是否还愿意让孩子继续重复自己的感受。

3. 自己经常对孩子会使用哪些负面语言？是否希望能改变？如果可以改变，可以换成什么表达方式会更好？

作为孩子的原生家庭，改变从我做起！从每一次好好说话开始，如表4-2所示改变语言模式。

表4-2 改变语言模式

常用负面语言表达	新的语言表达方式

> **大脑的负面偏好**
>
> 我们的大脑有负面偏好属性,对于消极和危险的事情记忆深刻,对积极正面的事情遗忘很快。
>
> 比如我们今天早上丢了 100 元,可能整个星期都会记住这件事,告诫自己要小心;而如果我们捡到 100 元,到了中午可能就把这件事情忘记了。也就是说,消极情绪不仅更容易产生,而且在大脑中停留的时间更长。这也是消极和积极情绪的不对称性。
>
> 人类祖先一直在危险、匮乏的自然环境中过着狩猎与采集的生活,对他们来说最重要的事情莫过于生存,他们需要借助本能和情绪的力量对危险做出快速反应,因此对于负面的、对生存有威胁的事情记忆深刻。因此,人类是天生的烦恼主义者,这是天性。对于幸福快乐的感知力,需要我们去刻意练习。

4.5 开好家庭复盘会,助力高效学习

凯凯是一个上小学四年级的男孩,他最近的学习状态下滑,作业潦草,考试成绩也不理想,还迷上了一款正在流行的游戏,说好玩半个小时就做作业,但时间到了他总是拖拖拉拉。有时候他不情愿地把平板交给妈妈,写作业仍然心不在焉,批评他还顶嘴,有时候还锁门。

令凯凯妈妈苦恼的是,凯凯爸爸跟自己教育观念大不相同。他对

凯凯的学习放任不管，说顺其自然，以后能学到怎样就是怎样。孩子打游戏，他居然还陪孩子打。家里总是被他们搞得乱七八糟，从不收拾整理。凯凯妈妈和凯凯爸爸也因为各种琐事意见不和而争吵，特别是孩子的学习问题，经常家中鸡飞狗跳，战火纷飞。各种问题让凯凯妈妈感到焦虑又无奈，身心疲惫。

★ 家庭复盘会

一个家庭只有形成合力才能朝着一个目标努力，"人心齐，泰山移"。当遇到生活中、学习中的各种挑战时，如果家庭成员意见不统一，最容易产生内耗。此时，最有效的方式之一就是开一个家庭复盘会。

凯凯妈妈听从了我的建议，召集全家一起召开了一次家庭复盘会。

首先，她向凯凯爸爸表达了感谢，感谢他辛苦工作，为家庭做出很大贡献，周末还开车送凯凯去上足球课；谢谢凯凯能每天完成作业，帮妈妈拿快递和倒垃圾。凯凯爸爸也表达了对凯凯妈妈的感谢，感谢她每天辛苦地做饭、洗衣服、打扫卫生，辅导凯凯写作业。第一次听到凯凯爸爸这样公开表达感谢，凯凯妈妈不禁热泪盈眶。正是这一份看见，让她觉得自己的付出是值得的。

凯凯也表达了对爸爸妈妈的感谢，感谢妈妈早上给自己做了好吃的比萨，把自己弄上墨水的校服洗得干干净净，感谢爸爸陪自己打游戏。凯凯妈妈发朋友圈感慨道："第一次开家庭复盘会，当我听到大家彼此致谢时，感到特别暖心，老公的致谢让我忍不住流下眼泪，全家的氛围瞬间变得温暖起来，我感受到了爱在流动。"

在家庭复盘会中，凯凯还主动提出，以后也要帮妈妈分担家务，凯凯爸爸也表示赞同。大家通过家务选择轮的方式，认领了一周的家务活儿。凯凯爸爸认领的是"拖地"，凯凯认领的是"洗碗"，两人主动参与到家务活儿中。

在之后的"学习复盘与计划"家庭复盘会中,凯凯爸妈回顾总结了凯凯的学习情况,对做得好的方面给予肯定,对需要改进的方面进行了梳理,从关心和帮助的角度,全家一起头脑风暴好的办法。凯凯也反思自己在打游戏方面花了太多时间和心思,表示今后会把更多精力花在学习上,还主动提出周末和爸爸一起打2小时游戏,平时不打游戏,认真学习。

经过一段时间的调整,凯凯的学习状态明显好转,学习成绩也有了很大提升,进步了十几名,得到了老师的公开表扬,这让凯凯全家都很开心。

★家庭复盘会的重要作用

为什么要开家庭复盘会呢?开家庭复盘会有以下四大作用:

1. 互相致谢促进联结

家庭复盘会最主要的功能是"联结",让家庭成员之间的关系更为和谐亲密,而互相致谢则是非常重要而必要的环节。有了良好的关系,才有解决各种问题的前提和基础。

其实,我们会发现,感谢也是需要刻意练习的。看到家人的付出,用具体事例表达出来,能锻炼观察和表达能力。每个人听到别人对自己的鼓励,也会感到非常开心,人人都喜欢被尊重和认可。有爱和联结的家庭,会让大家更有归属感,也会激发大家积极为家庭做贡献的热情。

2. 分工合作培养责任感

家庭复盘会让孩子有机会参与家庭决策,承担一定的责任。通过参与会议,孩子能够感受到自己在家庭中的主人翁地位,从而培养起对家庭、对自己的责任感。这种责任感有助于孩子在学习和生活中更加自律自觉。 比如"家务活的分工",每个人都参与讨论,家里有哪些家务活,如何分工认领。可以主动认领,或是通过家务选择轮来决定。人人都来参与，分工合作，这样孩子更有责任感。

3. 总结复盘与计划制订

在家庭复盘会中，家长可以与孩子定期复盘学习，总结一下孩子的学习成长，看看有哪些亮点，下一阶段有什么计划和改进措施。通过讨论和协商，家长可以帮助孩子理清学习思路，找到适合自己的学习方法。同时，孩子也能在参与制定目标的过程中，增强自我管理和自我约束的能力。

4. 通过讨论共同解决问题

我们家有一本家庭复盘会记录本，翻开这个本子，记录着从2019年1月至今的各次会议，有各种各样的议题：关于家务的选择轮，吃饭要注意什么，写作业要注意什么，礼貌说话问题，学习计划，月度学习总结，等等。家庭中遇到的方方面面，都可以一起讨论，共同形成解决方案，而不是家长"一言堂"。

比如以前吃饭的时候，很容易"鸡飞狗跳"，因为孩子爸爸会在饭桌上询问孩子的学习情况，比如"作业写了吗？""今天上课有没有举手回答问题？""老师今天表扬你了吗？"接下来就是"思想教育"，比如看到孩子们吃饭习惯不好，姿势不对，边吃边玩，汤洒了，就开始批评。孩子有了情绪，更加不好好吃饭，或是干脆不吃了。于是，我们通过家庭复盘会，制定了一份关于吃饭的家庭公约，比如：吃饭的时候不批评指责，吃饭的时候不玩玩具手机，吃完饭才能离开桌子等，每个人都需要遵守，贴在墙上，互相提醒，从此饭桌上安宁了好多。

有一次，爸爸吃饭时又因为一件小事开始批评教育儿子，儿子一声不吭地用手指向家庭公约，我们全家都忍不住笑起来，爸爸也停止了说教。

家庭复盘会为家庭成员提供了一个共同解决问题的平台。在会议中，家长和孩子可以坦诚地面对学习和生活中遇到的问题和困难，共同商讨解决方案。这种集思广益的方式有助于激发孩子的创造力和解决问题的能力，同时也让孩子学会面对挑战和困难时保持积极的心态。

★家庭复盘会的步骤

家庭复盘会包括以下几个步骤，如图4-9所示。

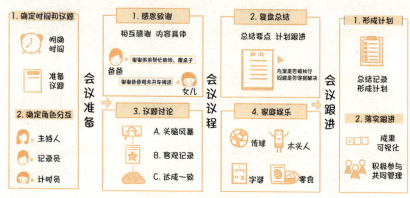

图4-9　家庭复盘会的步骤

第一步：会议准备

1）确定时间和议题

（1）需要设定一个明确的会议时间，确保所有家庭成员都能参加。可以选择一个固定的时间，比如每周的某个晚上，以便大家都能提前做好准备，也可以约定每个人方便的时间。

（2）在会议开始前，需要准备好讨论的议题。这些议题可以围绕家庭生活的方方面面，比如孩子的学习情况、家务分工、假期安排、生活等。确保议题明确且具体，以便大家能有针对性地进行讨论，比如"月度学习总结""如何提高写作业效率早睡"。

2）确定角色分工

家庭复盘会需要有角色分工，家人参与角色分工可以提高参与感与责任感。有三个主要的角色不可或缺，那就是主持人、记录员、计时员，还可以设置娱乐委员、监督员、发言棒提醒员、美食员等。

第二步：会议议程

1）感恩致谢

这属于一个重要环节，让家庭成员之间相互表达感谢，培养孩子的感恩之心。每个人都要发言，同时要求感谢的内容具体化，就事论事。例如："谢谢爸爸周末开车接送孩子们去上培训班；谢谢姐姐帮忙洗碗，教弟弟做题；谢谢弟弟帮忙拖地、擦桌子，整理了书桌。"

2）复盘总结

对于之前一段时间孩子们在学习和生活中的表现进行复盘总结，看看有哪些闪光点，有哪些值得改进的地方。

对于上一次会议制订的计划，及时跟进和回顾，看看方案是否被执行，问题是否得到解决，需要怎样调整。这样的家庭复盘会才是有效的。例如上次开会讨论的是睡觉时间问题，大家一致认为10点前洗漱睡觉才能保证充足的睡眠。上周5天有3天做到了，有2天没有做到，为什么会出现这种情况？如何更合理地安排睡觉前时间？大家可以一起来讨论，制订新的计划，调整方案。

3）议题讨论

议题讨论步骤如图4-10所示。

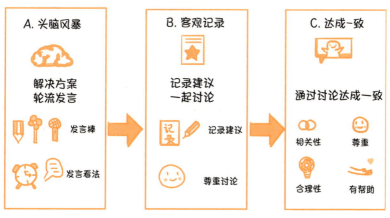

图4-10 议题讨论步骤

（1）**头脑风暴**。针对提出来的家庭议题，大家一起进行头脑风暴，尽可能多地想出一些解决方案，并轮流发言说出自己对于问题的看法，记录员记录下来。为了防止大家抢着发言，或是没人愿意发言，请记得使用一个特别的叫作"发言棒"的小道具，可以用一支笔，一枝花，一个话筒，一个毛绒玩具或任何家人和孩子喜欢的物品代替。

（2）**客观记录**。每一条建议都要记录下来，不要去评判、否定别人的想法，无论这个想法听起来多么荒谬。尊重每个人的发言权，让每个人都感觉到被尊重和倾听。之后大家会一起讨论做出选择，孩子就是在一次次练习中得到成长，学会理智思考的。

（3）**达成一致**。通过讨论达成一致。利用3R1H原则评估方案，即related（相关性）、reasonable（合理性）、respectful（尊重）和helpful（有帮助）的原则，对提出来的方案进行客观评估。只有同时满足这四条原则，才是真正有效的原则。选择大家认为最合理的能接受的方案，从中找出一个或几个做尝试。

4）家庭娱乐

最后一步就是家庭娱乐活动时间，带着孩子一起做集体娱乐游戏，例如传球、木头人、下棋、猜字谜或脑筋急转弯等，也可以准备一些零食、甜点，大家一起分享。带着愉快的感觉结束，期待下一次会议。

第三步：会议跟进

1）形成计划

会议结束时，要对讨论内容进行总结，并记录下来，形成可视化的计划。比如学习计划，可以把计划列出来贴在墙上。如果是家务活分工，也可以把分工表列出来，让每个人清楚自己的责任和任务，以便更好地执行。

2）落实跟进

形成计划后，要跟进和落实。比如，有家务活的打卡记录，今天每人一件家务活认领是否落实了,可以签名;学习计划则可以用积分打卡的方式,让孩子能够看到自己每天的学习成果。也可以设置跟进执行人,比如孩子可以当管理员,管理电子产品使用;妈妈当积分统计员,统计每天的家庭积分榜。总之,让大家积极参与,共同管理。

家长可以这样做

1. 确定会议时间和频率

家庭复盘会应安排在家庭成员都能参加的时间段,如周末晚上或节假日。会议的频率根据家庭实际情况来定,建议每周召开一次(学习复盘可以一个月一次),时间控制在15~30分钟。

2. 发言棒规则

开会时,按顺序传递发言棒,只有拿到发言棒的人才可以限时发言,其他人不可以打断。或是谁先想好了谁先说,其他人边听边思考。当孩子说"不知道"的时候,我们可以鼓励他:"你愿意想好了再说吗?"或是给孩子一些启发,让孩子有更多的思路。

3. 营造轻松愉快的氛围

开家庭复盘会的目的是促进家庭成员之间的沟通和交流,因此应该营造一种轻松愉快的氛围。家长应避免过于严肃或流露出指责的态度,以鼓励和引导为宜,让孩子能够自由地表达自己的想法和感受。

4. 倾听与表达

在家庭复盘会中,家长应学会倾听孩子的想法和需求,给予孩子充分的表达空间。同时,家长也要表达自己的观点和期望,与孩子共同商讨解决方案。在沟通过程中,家长要注意保持耐心和理解,避免打断孩子的发言或强行灌输自己的观点。

亲子练习:开一次家庭复盘会

如表4-3所示,开一次有意义的家庭复盘会并记录下来。

表 4-3　家庭复盘会模板

会议时间：	参会人员：	会议地点：
主持人：	记录员：	计时员：
会议议程： 1. 感恩致谢 2. 复盘总结 3. 议题讨论 4. 家庭娱乐		

脑科学加油站

γ-氨基丁酸

γ-氨基丁酸，简称 GABA，是由非蛋白组成的活性氨基酸。GABA 是一种主要的抑制性神经递质，在大脑中起着调节神经元兴奋性的作用，对于维持大脑正常功能和稳定性至关重要，是可以让人平静的神奇物质。

经常睡不好、易感焦虑的朋友对 γ-氨基丁酸（GABA）应该不陌生，GABA 不仅参与神经元的兴奋性调节，还广泛参与多种生理活动，包括睡眠、情绪、记忆、认知等。例如，GABA 在改善睡眠方面具有重要作用，它能够促进深度睡眠并缩短入睡时间。此外，GABA 还具有抗焦虑、镇静、降低血压等多种生理活性。

如何促进 γ-氨基丁酸分泌？

（1）增加富含 GABA 的食物摄入。这类食物包括豆类（如豆浆、豆腐）、花生、鸡蛋、牛奶及乳制品（如酸奶）、香蕉、牛肉、糙米、大麦、小麦胚芽、泡菜等。

（2）使用 GABA 补充剂。对于需要快速或大量补充 GABA 的人群，可以考虑使用专门的 GABA 补充剂，适量补充维生素 B_6。

（3）保证充足的睡眠。睡眠不足会影响 GABA 的合成和释放。因此，保持规律的作息时间，确保每天获得足够的睡眠，对于维持 GABA 水平至关重要。

第 5 章

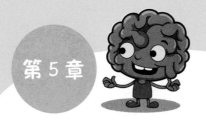

了解情绪调节器，让孩子心情好爱学习

5.1　弄清"三体脑"原理，用 TRC 三步法快速降火

5.2　驯服情绪小怪兽，让学习更顺畅

5.3　一念之转，换个视角跟坏情绪说再见

5.4　用三步法，引导孩子战胜学习的负面情绪

5.5　用亲子沟通四部曲，解决学习冲突

5.6　缓解大脑压力，克服考试焦虑

5.1 弄清"三体脑"原理，用 TRC 三步法快速降火

小宇的爸爸妈妈都是出自名校的博士，从小到大都是学霸，现在分别在大学当教授、在名企工作。然而，小宇的学习却让他们操碎了心，这孩子写作业的时候磨磨蹭蹭，各种小动作不断，而且还和父母对着干。很简单的题他反复做错，有时候给他讲题，他也不专心听，讲了几遍还是听不懂，下次遇到类似的题照样错，一翻卷子各种红叉叉。爸爸妈妈给他辅导作业，经常会忍不住发火和吼叫！

有一次，妈妈辅导小宇订正错题，一看又是上次错过的类似题，小宇照样还是各种小动作，心情不免烦躁，忍住怒火给小宇讲了题之后，问小宇："我刚刚又给你讲了一遍，听懂了吗？"小宇点了一下头，"那这里填什么呀？"小宇不说话，开始抓耳挠腮，目光飘散。妈妈非常生气，忍不住怒吼起来："我刚刚讲了半天你有没有认真听呀？这么简单都不会吗？我再跟你讲一遍，好好听！我就不信今晚学不会！"小宇妈妈又讲了半天，让小宇自己做还是不会。小宇妈妈感到无比愤怒，心里满是挫败感！

为什么有时候发完火孩子更学不会，感觉好像越来越笨了？

★ 发火时的大脑机制：情绪脑被激活

许多家长都曾有过这样的经历：辅导孩子写作业时，孩子屡教不会，家长情绪激动，甚至发火。为什么发火之后孩子的学习效果并未

提升，甚至反而变得更差呢？

这背后其实涉及人类大脑的工作机制，特别是三体脑——理智脑、情绪脑和爬虫脑之间的相互作用。

三体脑理论是由美国神经学家保罗·麦克莱恩提出的。三体脑模型认为，人的大脑由三个部分组成，分别是情绪脑、爬虫脑（又称本能脑或脑干）、理智脑（又称皮质脑或理性脑），如图5-1所示。

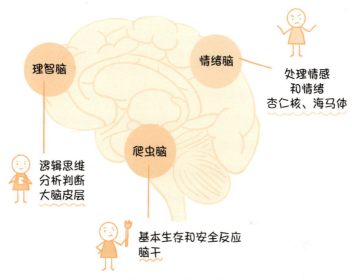

图5-1　三体脑理论

情绪脑： 负责处理情感和情绪，涉及情感的体验和表达，以及对外部刺激产生情绪反应。情绪脑在婴儿出生时就已进化成熟，包括杏仁核（主管情绪记忆，如喜、怒、哀、乐）和海马体（主管细节记忆）。

爬虫脑： 大脑最原始的部分，主要负责人的基本生存和安全反应。在遇到危险时，爬虫脑会触发攻击、逃跑或冻结的反应。它是大脑最早进化的部分，控制着人的本能行为和生理反应。

理智脑： 负责逻辑思维、分析和判断。它是随着人类的进化而出现的大脑皮层部分，包括前额叶皮质等高级脑区。理智脑控制语言、思维、决策等高级认知功能。人的前额叶皮质要到 20～25 岁才能够完全发育成熟。

当我们感到有压力或者不安全的时候，前额叶皮质会关闭——它不工作了，我们的大脑盖子被掀开了，我们就不能理智地思考问题了。这时，如果"杏仁核"发出警报，让我们准备发出攻击行为，我们就极有可能去攻击别人，吼叫、打人。

家长在辅导孩子写作业时发火，实际上是情绪脑被强烈激活的表现。情绪脑的过度激活会抑制理智脑的功能，导致家长无法冷静地分析和解决问题，而孩子也会因为感受到家长的强烈情绪而产生压力和恐惧。

在这种情况下，孩子的学习效率往往会下降，感觉会变"笨"，更加学不会，原因有几点：一是情绪脑的过度激活会让孩子感到紧张害怕，注意力很难集中在学习上；二是家长发火会破坏亲子之间的信任和沟通，孩子可能会因为害怕被批评而不敢提问或表达自己的困惑；三是长期在这种压力下学习，孩子的自尊心和自信心会受到打击，从而导致他们对自己的学习能力产生怀疑。

此外，从脑科学角度来看，情绪脑的过度激活还会影响大脑中神经递质和激素的分泌。例如，多巴胺、血清素等神经递质的平衡会被打破，而这些物质对于学习、记忆和情绪调节都是至关重要的。当这些物质的分泌受到干扰时，孩子的学习能力自然会受到影响。

因此，当大脑盖子掀开的情况下，人是无法理性思考的。这时候最重要的不是跟孩子讲道理，而是关上大脑盖子，比如走开一会儿，冷静下来，让自己的大脑恢复思考能力。

★ **快速降火的 TRC 法**

当家长辅导作业压不住火的时候，可以怎么做呢？我们可以用 TRC 法解决，如图 5-2 所示。

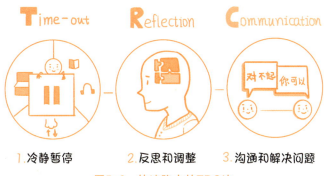

图5-2 快速降火的TRC法

1. 冷静暂停（Time-out）

当你认识到自己的情绪正在激化，马上就要吼叫时，最有效的方法是撤出冲突现场，让自己有时间缓一口气，冷静一下，用积极的暂停给冲突降温。

不妨选择一个安静、舒适的地方作为暂停区域，这个地方可以是房间的一角、阳台或者任何你觉得可以放松和冷静下来的地方。总之要确保这个地方远离当前引发你生气的人或事物，以减少刺激。

在暂停期间，可以尝试分散注意力，做一些自己喜欢的事情，如看书、听音乐，走到客厅喝一杯水或冲一杯咖啡。也可以通过深呼吸来放松身体，尝试慢慢地吸气，然后慢慢地呼气，重复几次。深呼吸有助于平静神经系统，缓解紧张情绪。同时，还可以尝试进行肌肉放松练习，从头部开始，逐渐放松身体的每个部位。这些活动可以帮助你从愤怒情绪中转移出来，恢复平静。

2. 反思和调整（Reflection）

在冷静下来后，回顾自己为什么会生气，并思考是否有更好的处理方式。小宇的妈妈在我的家长课中这样分享自己的反思：

"我刚才为什么会那么生气呢？是不是因为我对小宇期望过高，而他没有达到我的预期？或许我应该尝试深入了解他的学习节奏和方式，给予他更多的支持和引导，而不是一味地责备。"

"我回想了一下，小宇其实一直在努力，只是进步的速度没有我期望得那么快。也许我应该调整自己的心态，更加注重他的努力和进步，而不是只关注结果。"

"通过这次反思，我意识到自己的情绪管理能力还有待提高。在未来遇到类似情况时，我要先深呼吸，提醒自己保持冷静，再与孩子进行沟通。"

反思可以增强情绪管理能力，并避免在未来遇到类似情况时再次发怒。

3. 沟通和解决问题（Communication）

当情绪稳定后，可以回到之前的问题或情境中，以更平和、理智的态度去面对。如果需要与他人沟通，可以表达自己的感受和想法，但要避免再次陷入愤怒情绪中，要正面启发引导，分析解决问题。

小宇的妈妈冷静下来并进行反思之后，回到房间跟小宇沟通：

- "小宇，对不起，妈妈刚才没有管理好情绪，对你发火了。"（诚恳道歉）

- "小宇，你能告诉妈妈哪里没有听懂吗？我们一起来看看，或许我们可以找到更好的学习方法来帮助你。"（倾听孩子的想法，理解他的困难）

- "我觉得你可以尝试用这个方法来解决问题，你觉得怎么样？"（用温和、鼓励的方式提出建议，而不是命令）

通过这样的对话，小宇的妈妈不仅更好地管理了自己的情绪，而且还与孩子建立起更有效的沟通。

亲子练习：建立冷静角

当我们和孩子发生冲突的时候，最重要的是让彼此冷静下来。我们要给孩子做好情绪示范，先冷静下来再解决问题。

我们可以在平时就建立起家庭的冷静角。选择一个区域，根据孩子的喜好进行主题布置，可以是太空系列，也可以是海洋、森林系列，并取一个专属名字，比如"笑笑的快乐海洋"，放上孩子喜欢的玩偶、毯子、书、玩具。当孩子发脾气时，可以邀请孩子："你愿意去你的冷静角待一会儿，等你感觉好的时候再出来吗？"

我们大人也可以有自己的冷静角，生气时跟孩子说："我现在感到很生气，我要先去冷静一下，等情绪变好了我再回来。"然后，离开冲突现场，去给自己泡杯茶，去阳台浇浇花。

记住，冷静角的作用是帮助平复情绪，而不是惩罚关禁闭。只有当我们冷静下来，才能理智地对话，并为孩子提供帮助。孩子情绪稳定了，才能更好地投入学习，保持良好的学习状态。

脑科学加油站

血清素

血清素（又称 5- 羟色胺）是我们中枢神经中非常重要的一种神经递质，负责神经元之间的信息传递。血清素是我们身体中的大忙人，它负责将信号从大脑某处传递到另一处。血清素还可以调节人的情绪，是人的"情绪调节器"。

1．血清素的作用

（1）信息传递；（2）调节情绪；（3）增强自主神经系统功能；（4）提升认知能力。（图 5-3）

2．如何促进血清素分泌

（1）**吃含色氨酸的食物**，如香蕉、鸡蛋、胡桃、鲑鱼、奶酪等高蛋白食物。

（2）**光疗**，每天至少 15 分钟户外时间，晒晒太阳。

（3）**锻炼**，适度而有规律的运动被证实可以增加血清素水平，有氧运动如跑步、游泳、瑜伽等尤其有效。

（4）**积极的思维和情绪**，比如积极思考，听好听的音乐，看愉快的电影，听积极的故事，多和积极的人交流，让自己拥有好情绪。

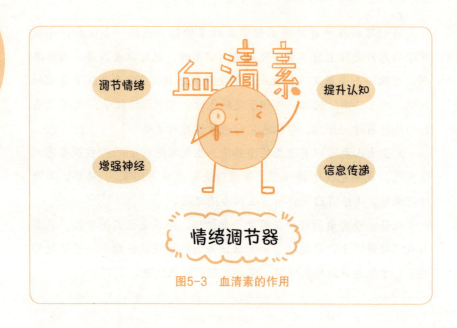

图5-3 血清素的作用

5.2 驯服情绪小怪兽,让学习更顺畅

彤彤今年8岁,是个聪明伶俐活泼的小姑娘,也能认真学习和完成作业。但这一切的前提条件是她的情绪状态要好。她是个特别敏感的孩子,有时候稍有不如意就大发脾气,哭闹或生闷气。比如,奶奶偶尔忘记放学给她带电话手表,乐高机器人拼了半天也没拼出来,甚至妈妈催促她回家写作业,她若觉得不合自己的心意,就会瞬间情绪失控。一旦她变得气呼呼地,原本的学习计划往往难以顺利进行。她要么在那里发脾气,哭闹,摔东西,要么把怒气撒在作业上,字迹潦草乱写一气。

而且彤彤还会把气撒在3岁的弟弟身上，吼弟弟一句："看什么看？"推弟弟一把，或是把弟弟正在玩的玩具夺走，让弟弟哇哇大哭，整个家庭鸡飞狗跳。彤彤妈妈特别苦恼，不知道孩子的情绪怎么这么容易失控。有时候，她自己也会被孩子的情绪传染，瞬间火冒三丈。讲道理、批评、吼叫，能用的办法都用了，但彤彤妈感觉情况越来越糟糕。这种情况会反复出现，每过几天就循环一次，实在令人头疼。

怎样教孩子情绪管理呢？

★为什么孩子容易情绪失控？

从脑科学角度来看，在大脑中主管情绪表现和行为的是杏仁核，它遇到刺激会向大脑的各个位置发出信号，控制身体的肌肉、神经系统等作出反应，这时候情绪脑上线，理智脑下线，掌管理性思考的前额叶皮质停止工作，也就是"大脑盖子掀开了"，情绪化直觉反应，就会出现发脾气、哭泣、攻击等行为。

孩子的前额叶皮质要到25岁左右才发育完全，当情绪来临，他的前额叶皮质还没有发育成熟到可以抑制住杏仁核的功能，帮助自己去理性思考、控制情绪，因此容易情绪失控。

此外，当孩子处于青春期时，由于激素水平的变化，如皮质醇等应激激素升高，情绪稳定性也会受到影响。因此，父母需要引导和帮助孩子更好地管理自己的情绪。

孩子的情绪把控能力跟家长是息息相关的，一般情绪容易失控的孩子，要么家中有容易发脾气和情绪化的家长，要么有控制型家长，或是管教方法不当，容易激起孩子的情绪。如果家长能做好情绪管理的榜样示范，孩子情绪失控的情况也会减少。

★四步法培养孩子的情绪管理能力

如何培养孩子的情绪管理能力呢？我们可以用情绪管理四步法，

如图 5-4 所示。

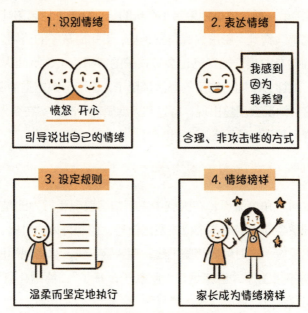

图5-4 培养孩子情绪管理四步法

第一步：教孩子识别情绪

家长先要教孩子识别情绪，懂得自己目前的情绪状态，引导孩子说出引起负面情绪的原因，然后才能对症下药解决问题。

引导孩子说出自己的情绪。比如彤彤妈妈可以问：

- "你现在感觉怎么样呢？"
- "彤彤，你现在是不是感到很失望和生气呢？"
- "这个机器人你拼了一个多小时都没拼好，是不是感到很挫败呢？"

我们可以把一张情绪脸谱挂图贴在墙上，或是邀请孩子做出各种表情，父母拍照记录然后把照片和写着对应情绪的卡片一起贴在墙上，做成"情绪脸谱"。当孩子产生各种情绪时，父母应该引导孩子识别一下自己当前的情绪，把情绪说出来。

比如当我儿子发脾气的时候，我会领着儿子到情绪脸谱面前看看，问他:"你现在是什么样的情绪?看看哪个表情和你现在比较像?"他可能会指一指"生气""愤怒""伤心"的表情,看一看这些表情,他的心情会很快好起来,有时候看着看着就笑了。"看见是疗愈的开始",孩子感到自己被理解了,情绪能够表达出来,就能得到疏解。

当孩子产生新的情绪,要及时更新"情绪脸谱",除了"高兴""生气""伤心""害怕"等基本情绪,还可以逐步加入更复杂的情绪,比如"自豪""厌恶""嫉妒"等,并和孩子一起探讨什么情况会产生这些情绪,如何处理好这些情绪。

第二步:教孩子合理表达情绪

家长可以教孩子以合理、非攻击性的方式表达自己的情绪。使用"我"开头的句子来表达自己的感受和需求,比如用"我感到……因为……我希望……"的句式来表达。

丽丽新买的钢笔被同学抢去用,在争抢过程中笔摔到地上笔尖弄坏了。丽丽非常生气,只知道大哭。我们可以这样教她表达:

- "你的新钢笔被同学抢去弄坏了,你很生气和伤心对吧?"当丽丽情绪稳定一点,妈妈跟她探讨如何更好地表达情绪。当笔被抢走的时候,可以告诉同学:

- "我感到很生气,因为你没经过我同意拿走了我的钢笔,我希望你把我的钢笔还给我。"这样既能表达你的情绪,也能让对方明白你的感受。

第三步:设定规则,温柔而坚定地执行

很多时候,孩子闹脾气是因为规则感不够,比如孩子觉得没玩够不想回家,到时间了不肯关电视。因此,提前设定好清晰的规则非常重要。在孩子玩之前就预定好回家的时间,如果遵守规则,第二天就可以继续玩,违反规则就取消或减少第二天的娱乐时间。

- "咱们今天玩半小时就回家好吗?如果遵守,每天都能玩半小时;如果违反了,明天的活动时间就取消或减少。"

孩子发脾气，其实也是在试探大人的底线。家长首先要保持冷静，不要被孩子的情绪带动，要用平和的语气与孩子沟通，表达出"妈妈很爱你，但是不可以"。我们可以陪着孩子，等他发泄完，或者与他理解共情：

- "是的，你还想继续多玩一会儿，真希望今晚没有作业！"

认真倾听孩子的想法和感受，然而要坚持原则，不轻易妥协。孩子知道界限，觉得哭闹没用，以后就不会用这种方法达到目的。

设定合理的界限与规则，明确告诉孩子哪些行为是可以接受的，哪些是不可以接受的。

- "我们不能打人或者摔东西，这样会伤害到别人和自己。"
- "可以表达自己的愤怒，但不能迁怒于别人，不可以推弟弟或抢弟弟的玩具。"

第四步：家长做孩子的情绪榜样

孩子天生就是模仿者，他们无时无刻不在观察和模仿周围的大人，尤其是他们的父母。因此，家长的情绪状态和情绪管理方式对孩子有着深远影响。

家长应该成为孩子情绪管理的良好榜样。当家长面对挫折、压力或不如意的事情时，如何调整情绪，保持冷静和理智，孩子会看在眼里，记在心里。例如，在彤彤的案例中，当妈妈感到生气或沮丧时，可以通过深呼吸、暂时离开现场等方式平复情绪，冷静沟通解决问题，而不是通过发脾气或暴力来宣泄。这样，彤彤就能从妈妈的行为中学到，情绪是可以通过积极、健康的方式表达和管理的。

家长可以与孩子一起学习和实践情绪管理技巧，驯服情绪小怪兽！

★ 如何把强烈的情绪平静下来

当孩子有强烈的情绪，大发脾气，或是伤心哭泣时，我们该怎样让孩子平静下来呢？介绍两种有趣的方法——吃饺子法和吹蜡烛法，如图5-5所示。

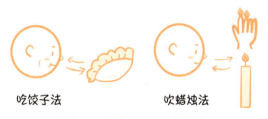

图5-5　吃饺子法和吹蜡烛法

1. 吃饺子法

研究表明,放慢呼吸频率,可以改变情绪的神经调节通路,延长情绪的应激反应时间,从而产生调节情绪的作用。

如何让情绪激烈的人平静下来? SEL儿童社会情感学习课堂上,我会教孩子用吃饺子法平复心情:

把双手放在肚子上,注意力集中在呼吸上。"香喷喷的饺子来了,先闻一闻"——深吸一口气,让肚子像皮球一样鼓起来,然后想象"饺子好烫啊,吹一吹"——呼气把饺子慢慢吹凉,让肚子缩进去。要做的动作就是先用鼻子深深地吸气,再用嘴巴慢慢地吐气,就像闻到香喷喷的热汤,再把这碗热汤慢慢吹凉一样。

呼吸一定要轻到几乎听不见。深深地吸气,慢慢地吐气。几分钟后,就会感觉平静下来。

2. 吹蜡烛法

孩子们都吹过生日蜡烛,知道需要使劲吹气才能把蜡烛全部吹灭。当孩子生气时,我们也可以教孩子用吹蜡烛的方法,快速地帮孩子情绪降温。

可以把手指比作"生日蜡烛",放在孩子嘴边,让孩子使劲吹蜡烛。先是一根蜡烛,大口吹气,吹灭了(手指倒下);然后是两根蜡烛,更大力气吹;接着是三根蜡烛,吹一次,没倒,再使劲吹几次,蜡烛终于熄灭了。还可以加入更多蜡烛,让孩子鼓足腮帮使劲吹,这样他的怒气就会被吹走,变得平静。

这是我跟儿子屡试不爽的游戏,当看他脸气得通红时,我就说:"来,吹个蜡烛吧!"他使劲吹啊吹,怒气烟消云散了,最后甚至笑起来。

亲子练习:制作平静选择轮

孩子大发脾气,怎样可以让他冷静下来呢?平静选择轮(图5-6)是一个很好的方法。当孩子情绪好的时候,就可以通过家庭会议商量让自己冷静下来的办法。然后把纸盘像切比萨一样分成6份或8份,头脑风暴让自己平静下来的办法。比如:走开,深呼吸,睡觉,拥抱,吃零食,画画,跑几圈,听音乐,去冷静角,打抱枕等,用写字或画画的方式填入。

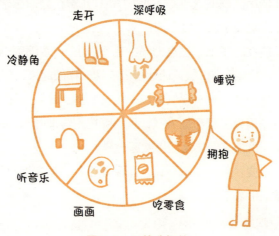

图5-6 平静选择轮

在纸盘中心安上指针,让它可以旋转。生气的时候,转动选择轮,选择其中的办法让自己平静下来。

平静选择轮制作方法:

1. 将纸盘分成N份

2. 头脑风暴可以让人冷静的办法填入纸盘

3. 把指针安到纸盘中央

4. 生气时,转动选择轮,选择其中的办法

脑科学加油站

肾上腺素

肾上腺素由肾上腺髓质分泌,是一种强大的应激反应调节者。当我们面临紧张、恐惧或兴奋等刺激时,肾上腺素便如同被点燃的火箭,瞬间提升我们的生理机能。它能加速心跳,扩张骨骼肌血管,为肌肉提供更多血液和氧气,让我们准备应对挑战或逃离危险。同时,肾上腺素还会收缩皮肤、黏膜等处的血管,减少不必要的血流分配,确保重要器官得到充足的血液供应。

此外,肾上腺素在医学上也有广泛应用,如治疗过敏性休克、心脏骤停等紧急情况。它就像是一位勇敢的急救队员,总能在紧急时刻迅速介入,帮助我们渡过危机。

总之,肾上腺素是我们身体应对压力和挑战的重要武器,可以称之为身体里的"战斗激素",了解它的作用机制,有助于我们更好地应对生活中的各种情况。

5.3 一念之转,换个视角跟坏情绪说再见

瑞瑞是个品学兼优的学生,他在班上是一名班干部。有一次,学校要竞选大队委,首先要在班级进行竞选,他以最高票数当选。在学校竞选中,他积极认真准备,可是他的演讲还未结束,却因为2分钟时间到了而被评委叫停,结果可想而知,他落选了。瑞瑞感到非常失落,上课提不起精神,回来之后垂头丧气,对妈妈抱怨:"早知道就不去参加竞选了!简直是白费力气!"

妈妈觉察到他的情绪之后，对瑞瑞进行了引导。"瑞瑞，我知道你这次竞选失败了，心情一定很失落。毕竟你准备了那么久，妈妈早上还看到你在背演讲稿。塞翁失马焉知非福，想想看，这次竞选有没有什么好处？"妈妈一边安慰他，一边引导他从不同的角度看待这次竞选失败。比如自己通过参加竞选获得了哪些成长？下次可以做得更好的地方是什么？瑞瑞发现，自己在班上的认可度还是非常高的，获得了最高选票；自己虽然认真准备了演讲稿，但是时间把控不好，要适当短一点，留点余地；脱稿还是不够熟练，有点卡壳，所以时间不够，下次要提前把稿子背熟，多演练几次。另外，他还发现有的同学参加竞选的方式非常有亮点，比如有做公益的内容，这一点就非常加分，自己今后也要多参加公益活动。

在又一次的大队委竞选中，他终于如愿以偿，竞选上了。

★ 坏情绪，源于视角单一

美国心理学家艾伦·艾利斯提出的"情绪 ABC 理论"，深刻地揭示了情绪产生的根源。他认为，真正影响我们情绪的，并不是事件本身，而是我们对事件的看法和信念。换句话说，是我们对事物的认知塑造了我们的情绪体验。

如图 5-7 所示，在情绪 ABC 理论中：A 表示诱发事件；B 表示个体针对此诱发事件产生的一些信念，即对这件事的看法和解释；C 表示个体产生的情绪和行为结果。

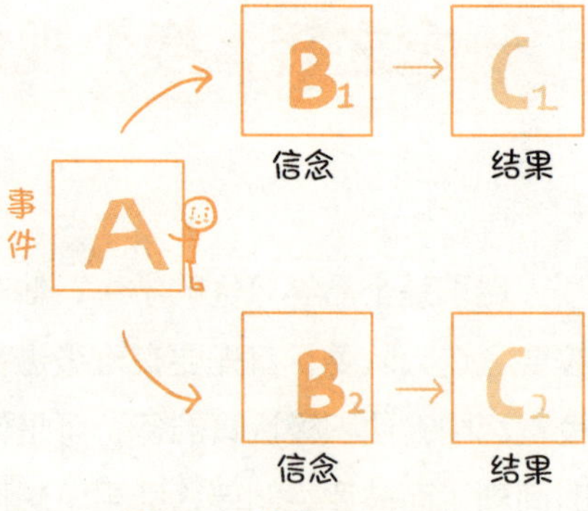

图5-7 情绪ABC理论

有时候，人们之所以陷入负面情绪中不能自拔，与不合理的信念有关。

（1）**灾难化**。认为如果一件不好的事发生了，将是非常可怕、非常糟糕，甚至是一场灾难，例如"考不上大学，我就一无是处，人生没什么意义"。

（2）**绝对化**。是指人们常常以自己的意愿为出发点，认为某事物必定发生或不发生的想法，例如"我这次必须成功""一定不能出错"。

（3）**过分概括化**。以某一件或某几件事来评价自身或他人的整体价值。例如有过一次失败的经历就否定自己，觉得自己一无是处，"我连这么简单的事情都做不好，太没用了。"

★换个角度看问题

有这样一个故事：中国有一位著名的国画家俞仲林擅长画牡丹。有一次，某人慕名要了一幅他亲手所绘的牡丹，回去以后高兴地挂在客厅里。此人的一位朋友看到了，大呼不吉利，因为这朵牡丹没有画完全，缺了一部分，而牡丹代表富贵，缺了一角，岂不是"富贵不全"吗？此人一看也大为吃惊，认为牡丹缺了一边总是不妥，拿回去准备请俞仲林重画一幅。俞仲林听了他的理由，灵机一动，告诉买主，既然牡丹代表富贵，那么缺一边，不就是富贵无边吗？那人听了他的解释，觉得有理，高高兴兴地捧着画回去了。同一幅画，用不同的视角和心态看待，看法也不一样。

许多在现实中遭遇挫折的人往往认为"自己倒霉""想不通"，这些其实都是个人主观的片面认知，而正是这种认知才让人产生了情绪困扰。世界上任何一个人、任何一件事都是多维立体的，从不同角度看，就能得到不同的信息。

不要被原始视角束缚，主动转换视角可能会看到一个新天地。

★一念之转：积极转化负面情绪

一个硬币有两面，凡事都要从多角度看问题。特别是当孩子遇到学习生活中的挑战，经受了一些挫折的时候，我们可以帮助孩子从不同视角看问题，学会一念之转，如图5-8所示。

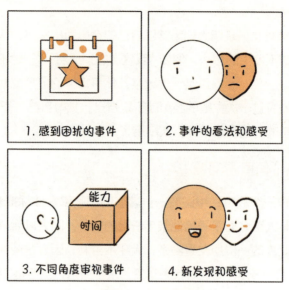

图5-8 一念之转

第一步：选择一个近期发生的让孩子感到困扰的事件。

例如，小蓝因为数学考试没考好感到很沮丧，觉得自己太笨了，怎么努力都考不好。于是，小蓝爸爸对他进行了引导：

小蓝爸爸：小蓝，我看到你这两天有些不高兴，是最近发生了什么事情让你不开心吗？能不能跟爸爸说一说？

小蓝：嗯……这次数学考试我没考好，刚刚及格，错了好多题，好多同学分数比我高。

第二步：让孩子描述他们对这个事件的看法和感受。

小蓝爸爸：哦，那你有什么想法和感受呢？

小蓝：我觉得自己太笨了，怎么努力都考不好，好难过。

第三步：引导孩子从不同角度重新审视这个事件。比如从时间、能力、过程、他人等维度看待。

小蓝爸爸：我能理解你的感受，自己努力了没考好确实会让人沮丧。但一次考试并不能定义你的能力。考试只是检测知识掌握程度的一种方式。我们可以从不同的角度来看这件事。比如，你觉得这次考试没考好，是因为题目太难，还是因为有些知识点没掌握好？

小蓝：题目有些难，有两道题不会做，还有几道题做错了，可能是有些知识点我没复习到位，考试时有点懵。

小蓝爸爸：那我们可以这样想：这次考试没考好，并不是因为你笨，而是说明你在某些知识点上还有盲区。这其实是一个很好的机会，让我们发现哪些地方需要加强。你觉得呢？

小蓝：嗯……好像是这样。如果我能把这些没掌握的知识点补上，下次考试可能会更好。

小蓝爸爸：没错！这次考试就像一面镜子，帮我们找到了需要改进的地方。接下来我们可以一起制订一个复习计划，针对你的弱点进行加强学习。你觉得这样会不会让你更有信心？

第四步：分享从不同视角看待问题后的新发现和感受。

小蓝：嗯，我觉得这样一想，心里就没那么难过了。我会把这次考试当作一个查漏补缺的机会，争取下次考得更好。

小蓝爸爸：太好了！你能这样想，爸爸很为你骄傲。记住，学习是一个过程，遇到困难是很正常的，重要的是我们如何面对和解决它。加油！

小蓝：谢谢爸爸！我会努力的！

以下是孩子可能遇到的一些情景，家长可以引导孩子通过"一念之转"的方式来改变他们的负面情绪和想法。

情景一：被朋友误解

事件：

小华和朋友因为一件小事发生了争执，朋友误会了小华，并因此疏远了她。

负面想法和感受：小华感到非常委屈，认为"朋友根本不理解我，我再也不想跟她说话了"，并因此感到孤独和难过。

一念之转的想法：

家长引导小华换位思考："朋友可能是因为当时心情不好，才会误解你的意思。你可以试着主动沟通，解释清楚自己的想法，也许她也在等一个和好的机会。"

新发现和感受：

小华意识到，朋友可能并不是故意疏远她，而是因为误会。于是她主动找朋友沟通，解释了自己的想法，并倾听了朋友的意见。最终，两人和好如初。

情景二：比赛失利

事件：

小丽参加了学校的演讲比赛，但因为紧张忘词，最终没有获奖。

负面想法和感受：

小丽觉得自己很失败，认为"我根本不适合演讲，以后再也不参加比赛了"，并因此对自己失去了信心。

一念之转的想法：

家长引导小丽重新看待比赛："比赛的结果并不能定义你的能力。你能站在舞台上，已经是很勇敢的表现了。这次忘词是因为紧张，我们可以通过多练习来克服比赛时的紧张心理。"

新发现和感受：

小丽意识到，比赛失利并不是因为自己能力不足，而是因为缺乏经验。她决定多练习演讲技巧，并报名参加了下一次比赛。她感到自己变得更加勇敢和自信了。

情景三：被老师批评

事件：

小强因为上课走神，老师点他回答问题他回答不上来，被老师当众批评。

负面想法和感受：

小强感到非常生气和难过，认为"老师就是故意刁难我，当众批评我，同学们都笑话我，让我很没面子，我再也不喜欢这门课了"，并因此对老师产生了抵触情绪。

一念之转的想法：

家长引导小强重新看待老师的批评："老师批评你，并不是针对你个人，而是希望你能认真听讲、学得更好。你可以把这次批评当作一次提醒，以后上课更加专心。其他人上课走神，老师同样会批评。"

新发现和感受：

小强意识到，老师批评他是为了帮助他进步，而不是让他难堪。老师其实对自己还是不错的，上次答对了问题还表扬了他。于是他决定更加专注与课堂听讲，积极举手回答问题，争取老师更多的表扬。

★家长也要学会转念

家长在教育孩子过程中，难免会产生急躁、焦虑、生气等负面情绪，也可以通过一念之转调节好自己的心情。

情景一：孩子学习成绩下滑

事件：

孩子最近几次考试成绩明显下滑，尤其是数学和英语成绩不理想。

负面想法和感受：

"孩子成绩下滑了，他怎么这么不争气！我为他付出了这么多，他却不懂得珍惜。以后考不上好的高中和大学怎么办？"

一念之转的想法：

孩子成绩下滑可能只是暂时的，每个人都有低谷期。作为家长，我应该给予他更多的支持和鼓励，而不是责备。我要相信他有能力克服这个困难，重新找回学习的状态。

新发现和感受：

家长意识到，孩子的成绩波动是正常的，重要的是帮助他找到问题所在。通过和孩子一起分析试卷、制订学习计划，家长发现孩子其实很努力，只是学习方法需要调整。家长的心情变得平和，孩子也感受到了家长的支持，学习动力更足了。

情景二：孩子沉迷电子产品

事件：

孩子每天放学一回家就抱着手机玩游戏，作业拖到很晚才完成，为此亲子间经常起冲突。

负面想法和感受：

"孩子整天就知道玩手机、打游戏，这样下去怎么行！他会不会沉迷其中，无法自拔？"

一念之转的想法：

孩子对电子产品感兴趣是正常的，毕竟这是他们这个时代的主要娱乐方式。我可以试着和他约定合理的上网时间，引导他发现更多有趣且有益的活动，如户外运动、课外阅读等。这样既能满足他的兴趣，又能确保他的身心健康。

新发现和感受：

家长抱着理解的心态，心平气和地跟孩子谈了玩手机游戏的规则，约定了用手机上网的时间，甚至有时会陪着孩子一起玩一会儿，鼓励孩子参加户外运动，阅读自己感兴趣的课外书籍，孩子逐渐减少了对电子产品的依赖，家庭氛围也变得更加和谐。

情景三：孩子房间杂乱不堪

事件：

家长多次提醒孩子整理房间，保持房间整洁，但孩子总是敷衍了事，房间依旧杂乱。

负面想法和感受：

"这孩子咋就这么不听话呢？我说了多少次了，他还是屡教不改！房间这么乱像狗窝一样，每次提醒他都会说'等一下'，太烦人了！"

一念之转的想法：

算了，乱就乱吧，这是他的房间，他有自己的想法和节奏，我不能强求他完全按照我的意愿去做事。好习惯也不是一下子就养成的，要慢慢引导和培养。

新发现和感受：

家长尝试用游戏化的方式引导孩子整理房间，比如设定"整理房间挑战赛"，全家一起收拾，比赛看谁干得快干得好，胜者给予小奖励，孩子的积极性被调动起来，房间很快就整理好了。家长也意识到，有时候换一种方式沟通，效果可能会更好。

通过一念之转，我们可以将负面情绪转化为积极的动力，为家庭营造更加和谐、积极的氛围。这不仅有助于孩子的健康成长，也能让家长更加轻松地面对家庭教育的挑战。让我们一起努力，帮助孩子跟坏情绪说再见吧！

亲子练习：一念之转

与孩子一起进行以下练习，帮助他们学会换个视角看待问题，帮助孩子培养灵活多变的思维方式，更好地应对生活中的挑战和困难。

第一步：选择一个近期发生的让孩子感到困扰的事件。

第二步：让孩子描述他们对这个事件的看法和感受。

第三步：家长引导孩子从不同角度重新审视这个事件。

第四步：分享从不同视角看待问题后的新发现和感受。

情绪事件：

想法感受：

一念之转：
_____

新想法感受：
_____

去甲肾上腺素

去甲肾上腺素是肾上腺素去掉 N- 甲基后形成的物质，是中枢神经系统内的一种重要神经递质，由大脑中的神经细胞合成并通过突触释放到其周围环境中发挥作用。

去甲肾上腺素能够提高大脑的觉醒水平，增强注意力集中能力。它通过与大脑皮层和其他区域的受体结合，调节神经元的兴奋性和抑制性平衡，从而优化大脑的信息处理能力。

去甲肾上腺素还参与学习和记忆过程，特别是在巩固长时记忆方面发挥关键作用。它通过与海马体等脑区的相互作用，促进记忆的形成和巩固。

去甲肾上腺素在情绪调节中也扮演着重要角色。它参与应激反应，帮助个体应对压力和挑战。同时，去甲肾上腺素还与焦虑、抑郁等情绪障碍有关，其水平异常可能导致情绪波动和认知功能障碍。

如何促进去甲肾上腺素分泌？

（1）**饮食调整**：摄入富含酪氨酸的食物，比如黑芝麻、核桃、鸡肉、花生、黑巧克力等。

（2）**适当的体育锻炼**：运动能够增强身体代谢功能，促进神经递质（包括去甲肾上腺素）的释放。建议选择适合自己的运动方式，如慢跑、游泳、快走等有氧运动，以及重量训练等无氧运动，这些运动都能有效促进去甲肾上腺素的分泌。

（3）**压力管理训练**：识别并控制日常生活中的压力源，通过冥想、深呼吸、瑜伽等方式放松心情，减少压力相关荷尔蒙的释放，从而间接影响去甲肾上腺素的分泌。

5.4 用三步法，引导孩子战胜学习的负面情绪

玥玥在读初二，数学偏科，基础不好，老师讲的有些内容她听不懂，学得很吃力，每天写作业到凌晨。妈妈发现她总是把数学作业拖到最后，有时候半天做不出来，烦躁不安，甚至会因为解不出题目而哭泣。一天晚上，玥玥又因为几道数学题而沮丧，她坐在书桌前，泪水在眼眶里打转，还把钢笔和本子扔到了地上。原来，玥玥几次没有考好，在学校受到了数学老师的批评，而且自己确实是基础不好，半天做不出来，这让她很懊恼。妈妈看在眼里，疼在心上，担心她熬夜影响健康，不知该如何引导她。

当孩子遇到学习上的困难和挑战，陷入负面情绪的旋涡时，家长该如何应对？

玥玥的情况涉及学习压力、自我期望、外界评价等多个方面。由于数学基础薄弱，她在学习上感到吃力，而老师的批评和自己对过往学习态度的懊恼又增加了她的心理压力。这些负面情绪累积起来，导致她在面对数学难题时容易产生挫败感和焦虑情绪。

妈妈如果指责玥玥不够努力或者对她施加更大的学习压力，例如："别人怎么能那么快写完作业，你天天写那么晚，你上课有好好听讲吗？"或者"谁让你之前不努力的，让你上补习班又不去，让你练计算又不愿意，你要更努力学习赶上去，哭有什么用呢？"这样的话语只会加重玥玥的负面情绪，让她感到更加无助和沮丧。

怎样才能帮助孩子转化负面情绪，更好地支持孩子呢？

★ 情绪管理的"三不原则"

引导孩子在情绪发作时，要努力做到"三不原则"，即不伤人，不伤己，不伤物。

（1）**不伤人**：当情绪高涨时，很容易产生冲动的言行，这可能会对他人造成伤害。因此，在情绪管理时，要时刻保持冷静和理智，避免说出伤害他人的话语或做出伤害他人的事情。学会用平和的方式表达自己的观点和感受，而不是通过攻击或指责他人来发泄情绪。

（2）**不伤己**：情绪管理也要关注自我保护。在面对负面情绪时，不要通过自残、自我贬低或过度内耗的方式来处理。这样做不仅无助于情绪的缓解，还可能对身体和心理造成长期伤害。应该学会用积极、健康的方式来疏导情绪，比如进行体育锻炼、听音乐、写日记或与朋友倾诉。

（3）**不伤物**：在情绪失控时，有些人可能会通过摔东西、砸东西等方式来发泄情绪。然而，这种行为不仅会损坏物品，还可能对周围环境造成破坏，甚至可能引发更大的问题。因此，在情绪管理时，要学会控制自己的行为，避免破坏物品或环境。

★ 战胜负面情绪问题三步法

当孩子陷入负面情绪的旋涡之中，我们可以用以下三步法引导孩子，如图5-9所示。

第一步：接住孩子的情绪

英国精神分析学家威尔弗雷德·比昂将父母容纳情绪的能力比作一个容器，容器体积越大、内部越空，帮助孩子调节情绪的能力就越强。父母容器体积越小、容器内部自带的未经处理的情绪越多，就越不可能承接和调节孩子的情绪。

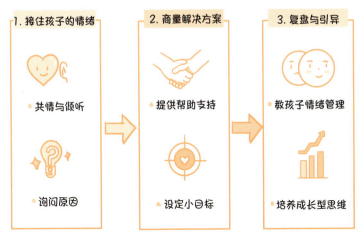

图5-9　战胜负面情绪问题三步法

我们首先要心态稳定，像一个容器一样，稳稳地接住孩子的情绪。值得注意的是，接纳孩子的情绪，并不代表接纳孩子的行为，如果孩子的行为有问题，一定要指出，树立边界感和规则感。比如，生气的情绪可以接纳，但是扔钢笔和本子的行为却是不太好的，可以探讨更好的情绪表达方式。

1）共情与倾听

给孩子一个安全的空间，耐心倾听他们的想法和感受，不打断、不评判，只是通过点头或简单的肯定来表达理解和支持。

- "玥玥，妈妈看到你这么晚还在赶作业，感受到你真的很不容易！你愿意跟妈妈说说你现在的感受吗？我看到地上有你扔的钢笔和本子，你是不是很生气？"（询问孩子的感受，引导孩子表达情绪）
- "如果是我做这么久没想出来，或是很多题不会做，也会生气和难过。"（用同理心找共同点）

2）询问原因

鼓励孩子表达自己的情绪和困扰，让他们知道他们的感受被认真对待，这有助于孩子更好地了解他们的内心世界。

- "能跟妈妈说一下是什么让你这么生气和难过吗？是发生了什么事情吗？还是作业不会做？"（询问情绪原因，探寻真相）
- "妈妈看到你每天都在努力学习，这么晚还要坚持完成作业，这种学习精神还是很值得肯定的。"（关注玥玥的努力和过程，而不仅仅是结果）

第二步：商量解决方案

1）提供帮助支持

家长要做孩子稳定的后方，和孩子一起想办法解决问题，尽力提供支持和帮助，让孩子知道自己不是在孤军奋战。

引导玥玥将复杂的数学问题分解成若干小步骤，让她逐步解决。通过提供实际的学习资源和支持，让玥玥感到有后盾，增强她面对困难的信心。

- "我知道数学对你来说是个挑战，但妈妈相信你有能力克服。你能跟妈妈讲讲你觉得数学难在哪里吗？我们一起来找找解决方法。"
- "这道数学题看起来很复杂，但我们可以一步一步来。先理解题目要求，然后找出解题的关键信息，再尝试解答。"
- "玥玥，妈妈可以陪你找些数学辅导资料，或者我们请个家教来帮你。你不是一个人在战斗，妈妈会和你一起努力。"

2）设定小目标

我们可以引导孩子设定努力一下就能够实现的小目标，让孩子有信心迈出第一步。帮助玥玥设定可实现的小目标，让她在逐步攻克难题的过程中积累成就感和自信心。

- "我们可以先从基础题开始做起，每天掌握一个小知识点，积少成多，慢慢你就会发现数学其实没那么可怕。"
- "我们不急于求成，每天进步一点点，你的数学能力会慢慢提升的。"

第三步：复盘与引导

在孩子情绪平复之后，跟孩子聊一聊，如何从这次情绪事件中有所学习和成长。

1）教孩子情绪管理

教会玥玥一些简单的情绪调节方法，帮助她在面对学习压力时能够自我调节。比如，采用深呼吸、肌肉放松训练等方式缓解紧张情绪。

- "当你觉得烦躁或者想哭的时候，可以试着深呼吸，或者跟妈妈聊聊天。情绪管理也是一种能力，我们可以一起慢慢练习。"

2）培养成长型思维

引导玥玥将失败视为学习和成长的机会，而不是终结。

- "每次遇到难题都是一次学习的机会，我们可以从中学到很多东西。失败并不可怕，重要的是我们如何从中汲取经验，变得更强。"

通过以上方法，玥玥妈妈不仅可以帮助玥玥疏导负面情绪，还能激发她的学习动力增强其自信心，让她在面对学习困难和挑战时，从容应对。

亲子练习：情绪收纳瓶

我们可以教孩子用情绪收纳瓶表达自己的情绪。可参考《我的情绪小怪兽》绘本，用不同的颜色代表不同的情绪：黄色代表快乐，蓝色代表忧伤，红色代表愤怒，黑色代表害怕，绿色代表平静，粉色代表爱。把复杂的情绪梳理出来，放到不同颜色的瓶子里，如图5-10所示。

让孩子把引起情绪的事件写在纸条上，比如"我去同学家玩到很晚回家，妈妈到处找不到，回家吼了我，我很伤心"，放到蓝色瓶子里。"今天数学考了99分，老师表扬我进步大！"，放到黄色瓶子里。"同桌上课找我讲话，我告诉他先听讲，下课再说，结果老师让我们俩都罚站，我感到很委屈，也很生气"，放到红色瓶子里。

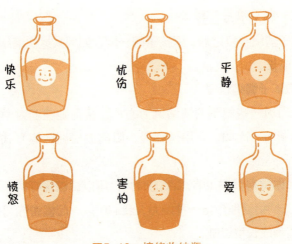

图5-10　情绪收纳瓶

家长可以和孩子一起拆开瓶子的纸条,进行交流:"当你有这种情绪的时候,你会怎么做?或者希望别人可以怎么做?"家长也可以分享自己的做法或想法:"我很伤心的时候有时候会画画,跟好朋友分享。我希望有人能安慰我,或是倾听我。有时候,我一个人安静地待一会儿,出去运动一下,就好了。"

边缘系统

大脑边缘系统,也常被称为古哺乳动物皮层,是一组位于丘脑两侧、紧接大脑内侧颞叶下方,主要位于中脑的大脑结构。这个系统由多个相互关联的脑区组成,对于情感、行为、动机、长期记忆以及嗅觉等高级功能起着至关重要的作用。

边缘系统是情绪中心,边缘系统包括海马结构、海马旁回及内嗅区、齿状回、扣带回、乳头体、穹窿、隔区以及杏仁核,通过 Papez(海马记忆回路)相互联系,并与其他脑结构(新皮层、丘脑、脑干)发生广泛联系。

5.5 用亲子沟通四部曲，解决学习冲突

辰辰妈妈最近非常苦恼，她向我咨询："最近辰辰上二年级了，感觉他越来越叛逆，有时候作业多了就很烦躁，写作业会发脾气，冲我大吼大叫，有时候还会把书本作业丢在地上，我说他就跟我顶嘴，有时候还打我。这可怎么办呀？"

经过了解，发现辰辰老师每天布置的作业确实比较多，每天都有语文数学的一套练习题，还要练 2 页字，数学口算，阅读，小日记。辰辰写字比较慢，经常写完擦，擦了再写，很费时间，每天完成作业需要 2 个多小时。中间还要休息休息，发发脾气，做完作业就该洗洗睡了，晚上没时间出去玩。

遇到类似情况，特别是时间很紧、任务很重，孩子还拖拉磨蹭、闹情绪，很多家长发现越讲道理孩子脾气越大，家长也会被孩子情绪带动，焦虑、愤怒、无助和失望的情绪会一股脑涌上来。

当遇到这种情况，家长该怎么做呢？

★亲子沟通的三个重要原则

1. 先处理情绪再处理问题

大脑靠近前额的地方有个区域叫作前额叶皮层，它的主要功能是自我调控，帮助我们在处理问题时保持镇静，尤其面对严重问题时，压抑住自己的自然反应，比如脾气的爆发、控制诱惑、攻击他人等。

而处于中脑的杏仁核则主管情绪,遇到压力和威胁时容易产生快速反应,这是人脑的自我保护功能。当孩子有情绪时,中脑杏仁核迅速启动,前额叶皮层停止工作,也就是"大脑盖子打开了"。

家长要做的是让孩子的大脑盖子关上,先把情绪处理好,恢复到理智状态,然后再解决学习问题。

如果家长训斥孩子,孩子大脑可能调动的心理机制是"如何才能避免被训斥",而不是去反思考试失利本身。

研究表明,孩子如果长期处于消极、反复无常的父母语言氛围中,对他的脑前额叶皮层发育非常不利。长期的压力环境会让大脑时刻保持警觉,甚至过度自我保护,一味地调动自我防御机制,将影响孩子进行抽象学习的能力。

2. 掌握影响沟通效果的 7/38/55 定律

柏克莱大学心理学教授艾伯特·麦拉宾研究表明,沟通的效果来自于三个方面:

- 文字意思:7%
- 语音语调:38%
- 肢体动作:55%

这就是著名的 7/38/55 定律(图 5-11),是说在人们进行语言交流的时候,55% 的信息是通过视觉传达的,比如手势、表情、外表、装扮、肢体语言、仪态等;38% 的信息是通过听觉传达的,如说话的语调、声音的抑扬顿挫,等等;只有 7% 的信息来自纯粹的语言表达。

我们和孩子沟通时,

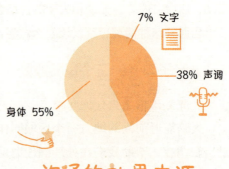

图5-11　7/38/55定律

一定要注意自己的身体语言和声调。同样一句话，用不同的语音语调说出来的感觉完全不一样。比如当孩子回来垂头丧气，问什么爱答不理的时候，你问一句："你怎么了？"用温和的态度、温柔的语句和质问的语气、大声责问，给人的感觉完全不同，效果也会完全不一样。

记住，微笑是拉近沟通距离最好的通行证，让孩子敢于亲近你，而不是被你皱着眉头、凶巴巴的样子吓跑。孩子们非常敏感，每次我有些生气，语气严肃，准备数落的时候，孩子们就跟我保持距离，这也是对我的提醒：接下来，我准备说的话他们会听吗？我沟通的意义和目标是什么？带着觉察，调整好自己的状态，等自己情绪平复了再去沟通，效果才会事半功倍。

3. 沟通的意义取决于对方的回应

家长爱孩子的心越急切，沟通效果往往越差。苦口婆心讲了一堆道理，孩子压根听不进去，自己也很气恼。NLP大师李中莹先生谈到亲子沟通，说到一条重要原则就是"沟通的意义取决于对方的回应"——自己说什么不重要，对方听到什么才是重要的。话有很多种方法说出来，使听者完全领会讲者意图就是最好的方法。

用孩子听得明白、能够接受的语言、语气、说话模式对他说话，会产生较好的效果。

★ 亲子沟通四部曲

现在孩子的学习压力大，竞争激烈，如果孩子学习动力不足，总是拖拖拉拉，或是态度不认真，我们就很容易因为学习跟孩子发生冲突，这样孩子就会有逆反情绪，更加不想学习了。我们可以用亲子沟通四部曲（如图5-12所示）来跟孩子沟通，帮孩子摆脱情绪困扰，共同寻求解决方案。

1. 同理心描述感受："你看起来有点……"

处理孩子的负面情绪，首先要用同理心去帮助孩子描述他的感受，从孩子的角度去分享他的看法与感受。最有效的方式是直截了当地说出你看到的在他脸上流露出的情绪。

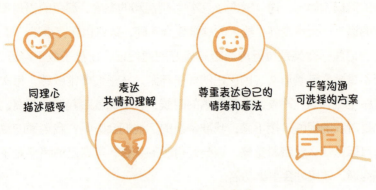

图5-12 亲子沟通四部曲

父母看见和捕捉到孩子的情绪，并且帮他用语言表达出当时的感受，就是教给他们情绪管理的能力。可以用"你看起来有点……""你感到……"来描述他的感受。

当孩子断断续续说出发生了什么事情的时候，我们要带着同理心，感受他当时的感受，换位思考，把自己降低到孩子的年龄段去思考和体会，然后用同理倾听的技巧，让孩子感受到我们对他们的关心和爱。

正确示范：
- "宝贝，你看来有点难过。告诉我发生了什么事？"
- "我看到你有点生气哦，能告诉爸爸/妈妈是什么事让你生气呀？"
- "老师让你站起来听课，这让你感到很尴尬，对吗？"

注意事项：

（1）父母要注意自己的语气和态度，态度和语气比说什么更加重要。高高在上的感觉会让孩子更加叛逆。

（2）运用身体语言，比如蹲下来和孩子的位置一样高，眼睛看着孩子，手放在孩子肩膀上，拍拍孩子的头，点头微笑，身体微微前倾等。

（3）少说多听，孩子无论说什么都先耐心听着，并点点头，用简单的"哦""嗯"回应。

2. 表达共情和理解："我理解你"

如果孩子确实作业很多，写不完，心情烦躁，我们要对孩子表示理解。理解孩子的心情，不代表我们认可孩子的做法，但这样做可以让孩子的情绪快速平复下来。

注意，刚开始不要和孩子讲大道理，评判他的对错，这样会更加激怒孩子，让双方的情绪和冲突升级。

错误示范：

- 指责 "一写作业就喊累，还不是你拖拖拉拉，边写边玩，所以才慢呀！"
- 比较 "你看你班上的小宇，每天一回家就写作业，8点之前就写完作业了。你总是那么拖拉，还怪作业多！人家能写完，你怎么写不完？"
- 挖苦 "这么简单的题都不会！都不知道你脑袋长着有什么用？"
- 讲道理 "现在不好好学习，将来就考不上大学，怎么能找到好工作呢？不学习就……"

正确做法：

- "我理解你现在的心情，今天的作业确实很多。"
- "我知道你担心写不完，所以很着急。而且，你今天可能又没有时间出去玩了，你感到很失望是吧？"
- "哦，是的，原来是这样啊！确实很让人生气。"
- "爸爸妈妈也是过来人，知道作业多的痛苦。很困很累了，可是作业还没写完，心里很着急。"

3. 尊重表达自己的情绪和看法："我感到""我希望"

当孩子表现得很叛逆，做了一些不合适的行为，比如大喊大叫、摔作业本，没有遵守约定玩了很久的电子游戏时，要等孩子情绪稳定下来，再向孩子表达自己的情绪和看法。

- "刚才你对妈妈大喊大叫，还把作业本摔到地上，我也感到很生气。我希望你能好好跟妈妈说话。"

- "妈妈上了一天的班，晚上加班到 8 点才回来，看到你从 5 点放学到现在一项作业都没写，一直在玩，我感到很生气。我担心你晚上又因为赶作业睡晚了，我希望你能安排好自己的时间。"
- "我看到你没有遵守约定，拿手机玩游戏已经超过半小时了，我很生气。我希望你能遵守我们的约定。等我平静后我们再商量解决办法。"

4. 平等沟通可选择的方案："咱们看看怎么做？""A 还是 B？"

等孩子和我们的情绪都平静下来，能够冷静思考，就可以坐下来和孩子谈一谈，商量一下解决的办法。尊重平等的沟通，和孩子头脑风暴一下，看看有什么解决办法。或是给孩子有限的选择，让孩子有一定的选择空间。

- "我注意到你这两天做作业都到了十点多，我觉得有一点晚，会影响你休息，我们来一起想想办法，看怎样才能早点写完作业。"
- "我看到你写完一项作业后，玩了 30 分钟游戏，后面的时间就很紧张了。我们商量一下，玩游戏可以放在周末还是写完作业后？"
- "怎样安排晚上的时间？是回来玩 20 分钟再写，还是一回家就写，写完再痛快玩？"我们商量一下怎样安排更好？
- "已经 9 点 40 了，你还有 2 项作业没写，你困不困？是现在坚持写完，还是明早提前半小时起床写？或是我跟你老师沟通一下，实在写不完明天课间再补？"

> **亲子练习：用亲子沟通四部曲和孩子沟通**
>
> 1. 同理心描述感受："你看起来有点……"
> 2. 表达共情和理解："我理解你"
> 3. 尊重表达自己的情绪和观点："我感到""我希望"
> 4. 平等沟通可选择的方案："咱们看看怎么做？""A 还是 B？"

脑科学加油站

掌中大脑模型

掌中大脑模型是由美国脑科学家丹尼尔·西格尔博士提出的，他通过手掌来模拟大脑的不同区域及其功能。这个模型将复杂的大脑结构简化为易于理解的手掌结构，帮助人们更好地认识和管理自己的情绪。掌中大脑的具体分区与功能如下：

脑干（掌心到手腕部分）：大脑中最为原始的部分，也被称为"爬行动物脑"。它负责基本的生命机能，如呼吸、心跳等，被誉为"生命中枢"。此外，脑干还控制着我们面对威胁时的本能反应，如战斗、逃跑或僵住不动。

中脑（拇指部分）：被称为"情绪脑"，包括杏仁核等关键结构，它储存着与当下感觉有关的所有经历和记忆。中脑与脑干联合工作，就是一个情绪触发的开关。当受到刺激时，中脑会迅速反应，引发相应的情绪体验。

大脑皮层（其余四指部分）：大脑的高级部分，负责逻辑判断、情绪管理、语言、思维等复杂功能。它是人类唯一可以理智思考的地方，也是人与其他动物在认知上最本质的区别所在。它像一个"盖子"，在正常情况下能够控制中脑的情绪反应，使我们能够理智地应对外界刺激。

当我们受到强烈情绪刺激时，前额叶皮层的控制功能可能会减弱或失效（即"大脑盖子打开"），这时中脑的情绪反应将不再受到有效抑制，我们可能会表现出冲动、易怒、非理性等行为。

5.6 缓解大脑压力，克服考试焦虑

考试焦虑是许多学生都会面临的问题，尤其是在面对重要考试时。从科学上来讲，当大脑受到的压力水平处于合理位置时，压力才

能转化为学习动力,促进学习和认知提升,否则就会阻碍学习。

斌斌上小学时成绩优异,是父母的骄傲、同学的榜样。当他在大家羡慕的眼光中被择优录取到一所知名初中的火班之后,他发现班上同学的基础都非常好,很多都超前学习了,上课老师进度很快,他甚至有点跟不上节奏,晚上写作业到很晚。家长对他期待很高,周末给他安排了补课,希望他保持优秀。

他感到自己越想学好,越无法集中注意力学习,考试的时候大脑一片空白,很多平时会做的题目也做不出来,导致考试成绩更差了。他开始逃避,喜欢上打游戏,甚至不想上学了。家长很着急,给他讲道理,结果越说他越反感,后来干脆躺平在家看小说打游戏。

★ 了解大脑压力与学习认知的关系

美国教育心理学家吉尔·斯塔姆在《如何科学开发孩子的大脑》一书中,这样描述压力对大脑功能的影响:

受压力的刺激,大脑释放出化学物质,影响了神经活动,控制着身体的反应。起初的压力反应决定着当时的表现,而对于孩子来说,同时也影响到长期的大脑功能。

当面临压力时,孩子感到越来越不舒服,而又无能为力,他就会越来越紧张害怕。紧张感激发了他敏感的神经系统:他的呼吸急促,心率、血压都在上升,这时他的大脑释放出肾上腺素,调动其能量储备,改变其血液流动,以应对压力。大脑也产生一种叫"可的松"的激素,释放到神经系统中,这就是大脑调动资源应对压力的方式。当压力更大时,他的情绪将失去平衡,他的大脑将处于求生模式。

"可的松"急剧升高,把他的身体机能降到了初级水平,让他无法关注任何其他事物,只能发出减压信号,以求回应。这时,如果大人冷漠对待,孩子将陷入焦虑痛苦,大脑化学物质长期处于"高度戒备"状态,"可的松"水平持续高涨。大量"可的松"释放出来,导致大脑无法有效地认知和学习,从而无法获得新信息。

从压力对认知能力的影响(图5-13)中我们发现,大脑处于"放松警惕"状态,是最有利于学习认知的。过高的压力和过低的压力水平,都不利于大脑的学习和认知。

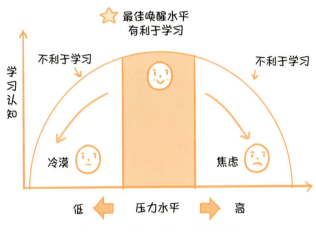

图5-13　压力对认知能力的影响

适度的焦虑可以调动全身的能量来聚焦完成眼前的任务,有利于学习,这种居于中间的焦虑水平被称为"最佳唤醒水平"。

★用恰当的方式表达情绪

通过恰当的方式表达情绪,能够帮助我们"驯服"自己的大脑,重获对于情绪的控制力,如图5-14所示。

- 写下焦虑情绪

Ramirez 教授在 Science 上发表了一篇关于应对考试焦虑论文,其研究结果显示,在

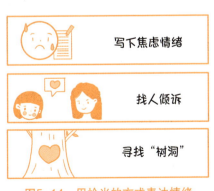

图5-14　用恰当的方式表达情绪

考前写下关于考试的焦虑,可以有效提高考试成绩,缓解焦虑。当孩子感到焦虑时,试着在一张纸上写下所有的担心、焦虑,比如"我担心记不住知识点""我害怕考不好""我感觉特别焦虑"等,试着把所有的念头都表达出来。承认和表达自己的情绪,往往比压抑情绪效果更好。

- 找人倾诉

找一个值得信赖且愿意倾听的朋友、家人或专业人士,确保你在他们面前能够敞开心扉,无所不谈。诚实地分享你的焦虑、恐惧和担忧,这样有助于减轻心理负担。有时候,仅仅是知道有人理解并支持你,就足以为你提供巨大的安慰。

- 寻找"树洞"

"树洞"是一个比喻,指的是一个可以安全地分享秘密和感受而不会被评判或泄露出去的地方。对着一棵树叙说,通过匿名社交平台分享心情故事,绘画,写日记,听音乐,都是"树洞"方式。

★如何克服考试焦虑?

我接触到的高年级学生很多都有考试焦虑,并因此而导致发挥失常,与理想的学校失之交臂,甚至产生厌学情绪。斌斌就是一个很好的例子,他曾经是一个优秀的学生,但在进入一个新的、更具挑战性的环境后,由于压力、焦虑和过高的期望,他的学习成绩开始下滑。那么,如何帮助斌斌以及像斌斌这样的学生缓解大脑压力,克服考试焦虑呢?有8种方法,如图5-15所示。

1. 了解孩子的真实感受

首先,家长需要和孩子进行深入、真诚的沟通,了解他们的内心感受和困惑。在这个过程中,家长要学会倾听,而不是一味地指责或给出建议。

可以与孩子进行开放、诚实的对话,了解他们焦虑的具体原因。是对考试结果的过度期望,还是对失败的恐惧?或者是担心让父母失望？了解问题的根源是找到解决方案的关键。

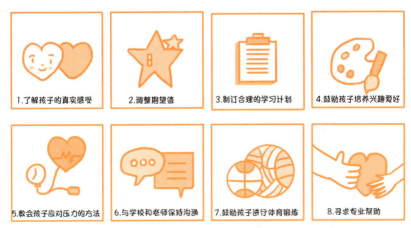

图5-15　克服考试焦虑的8种方法

☒ **错误表述**："你怎么这么不争气！我们花了那么多钱送你上好学校，你就这样回报我们？"

☑ **正确沟通**："斌斌，我们注意到你最近似乎有些困扰。你愿意和我们分享一下你的感受吗？我们在这里支持你，无论遇到什么困难，我们都要一起面对。"

☑ **话术示例**："我们知道你在新的学校里遇到了很多优秀的同学和老师，可能会感到有些压力。你并不孤单，我们都在这里支持你。能告诉我们你最近遇到的困难是什么吗？"

2. 调整期望值

家长需要调整对孩子的期望值，过高的期望只会增加孩子的压力。每个孩子都有自己的成长节奏和潜力，强迫他们达到不切实际的目标是不公平的。强调学习过程而非仅仅关注结果，让孩子知道努力和进步同样重要。

☒ **错误表述**："这次考试很关键，是未来择校的重要参考。你要好好考，总分超过480分，考重点高中才有希望。"

☑ 正确沟通："斌斌，我们知道你很努力，平时你学得不错，考试放轻松，和平时一样对待就好。"

☑ 话术示例："斌斌，我们知道你现在的压力比较大，考试只是检测学习掌握情况的一种方式，可以促进你更好地查漏补缺，不用太关注结果，我们跟自己比不断进步就好！"

3. 帮助孩子制订合理的学习计划

与孩子一起制订一个合理的学习计划，确保他们有足够的时间休息和放松，而不是一味地学习。

☒ 错误表述："你除了学习什么都不用做，其他事情我们来做。"

☑ 正确沟通："斌斌，让我们一起来制订一个学习计划吧。这样你可以更有效地管理你的时间和精力。"

☑ 话术示例："让我们一起来看看你的课程表和作业安排，然后制订一个既能保证学习效果，又能让你有足够休息时间的学习计划。"

4. 鼓励孩子培养兴趣爱好

除了学习，孩子还需要有其他的生活重心和兴趣爱好。这不仅可以帮助他们放松，还能提高他们的生活质量。

☒ 错误表述："你现在的任务是学习，其他的事情都不要管。"

☑ 正确沟通："斌斌，除了学习，你还有哪些喜欢做的事情呢？我们支持你发展自己的兴趣爱好。"

☑ 话术示例："学习是很重要的，但你的生活和幸福不仅仅取决于考试成绩。你有哪些兴趣爱好呢？我们可以一起找时间和资源来支持你。"

5. 教会孩子应对压力的方法

教会孩子一些简单的放松技巧，如深呼吸、冥想等，以帮助他们在紧张情况下保持冷静。

☒ 错误表述："你怎么这么紧张？你要学会放松。"

☑ 正确沟通："斌斌，当你感到紧张或焦虑时，可以尝试一些放松技巧，比如深呼吸或冥想。"

☑ 话术示例："深呼吸可以帮助你平静下来，你可以试着慢慢地吸气，然后慢慢地呼气。如果你需要，我们也可以一起练习。"

6. 与学校和老师保持沟通

了解孩子在学校的情况和问题，与老师合作，共同帮助孩子克服困难。

☒ 错误表述："老师怎么教的？你怎么就学不好？"

☑ 正确沟通："斌斌，我打算和你的老师沟通一下，看看怎样能更好地帮助你。"

☑ 话术示例："你觉得老师上课的进度太快了，有点跟不上是吧？那我跟你们老师来反馈一下，看看能否适当讲慢一点？或是请老师给我们一些指点和建议，如何更好地支持和帮助你。"

7. 鼓励孩子进行体育锻炼

体育锻炼是缓解压力的有效方式。鼓励孩子定期进行体育活动，不仅有益于身体健康，也有助于精神放松。

☒ 错误表述："你哪有时间去做运动？现在应该全神贯注地学习。"

☑ 正确沟通："斌斌，体育锻炼对你的身心健康很重要。我们可以一起找时间做些运动。"

☑ 话术示例："运动可以帮助你释放压力，提高学习效率。你觉得每周抽出一些时间来做运动怎么样？"

8. 寻求专业帮助

如果孩子的焦虑情绪持续严重，影响了正常生活和学习，可以考虑寻求心理咨询师的帮助。专业的心理咨询师能够提供有效的心理疏导和应对策略。

☒ 错误表述："你就是心理太脆弱了，自己调整一下就好了。"

☑ 正确沟通："斌斌，我们觉得你可能需要一些专业的帮助来应对现在的压力。我们会和你一起面对这个挑战。"

☑ **话术示例**："我们了解到你可能正面临一些心理压力。我们愿意支持你寻求专业的心理咨询，帮助你更好地应对这些挑战。"

总之，面对斌斌这样的问题，家长需要保持耐心和理解，与孩子共同面对和克服困难。通过合理的期望、有效的沟通和专业的帮助，我们相信斌斌能够重新找回自信，克服考试焦虑，充分发挥自身潜能。在这个过程中，家长的支持和理解是至关重要的。

后来，我对斌斌进行了专业的心理咨询和学习方法指导，改善了孩子的身心状态，调整了一个月后，他恢复了信心，重回校园。

亲子练习：深呼吸放松

深呼吸是一种简单而有效的放松方法。考试前觉得紧张焦虑时，可以按照以下步骤练习：

- 坐在一个安静的地方，闭上眼睛。
- 慢慢地吸气，让空气进入肺的底部，感觉胸腔在扩张。
- 在吸气的同时，心里默数到4。
- 然后，慢慢地呼气，同样心里默数到4。
- 重复这个过程几次，直到感觉平静和放松。

脑科学加油站

皮质醇

皮质醇是我们身体里的"压力荷尔蒙"，糖皮质激素家族的重要成员，由肾上腺皮质分泌。

想象一下，当你面临马上到来的考试、近在眼前的截止日期或生活中的小挑战时，皮质醇就像一位应急小队长，迅速调动资源，让你心跳加速、血压升高，准备应对"战斗"。

当压力过大时，皮质醇压力激素分泌过多，会抑制前额叶皮质的功能，让你在考试的时候感觉大脑一片空白。因此，过大的压力是不利于学习和考试的。我们要调节心态，用放松的技巧积极应对紧张焦虑。

第 6 章

认知天性，用大脑喜欢的方式学习

6.1 精力管理，科学用脑打造极致专注

6.2 保护心智带宽，提升写作业专注力

6.3 用好四种方法，训练超强专注力

6.4 科学睡眠，让学习效率翻倍

6.5 用脑科学原理，战胜拖延症

6.1 精力管理,科学用脑打造极致专注

小龙是一个初中男生,在经历了打游戏、早恋、逃课等各种状况之后,他在初三时终于幡然醒悟,开始猛学起来。他不愿意浪费一点时间,上课再也不打瞌睡,认真听讲,课间整理笔记和预习,晚上写作业、复习功课到12点多,早上5点多起来背单词。然而,这样的高强度学习持续一段时间后,小龙发现自己陷入了困境。尽管他极力想保持专注,但注意力却时常不自觉地游离,或是陷入发呆的状态。偶尔想放松一下看会儿小说,结果很容易陷入失控状态,不知不觉沉迷进去,回过神来发现浪费了不少时间,又开始自责和焦虑。再看看其他同学,看书累了玩两局游戏,立即投入学习,自己一放松就管不住自己。

我们会发现,有的孩子很刻苦很勤奋,每天都在拼命学习,但就是成绩一般。有些孩子不仅学习好,而且兴趣爱好也很丰富,还经常有时间玩。难道是智商的差别吗?不是。我们发现,他们的共同点是学习的时候极度专注,能够张弛有度,做好时间规划和精力管理。

★ 管理好精力才能高效学习

小龙的经历非常典型,他从一个比较散漫的状态突然转变到极度刻苦的学习模式,但他很快发现,尽管自己非常努力,学习效率并不高,而且很难长时间保持专注。这是因为他没有合理管理自己的精力

和注意力,导致大脑过度疲劳,难以保持高效运转。

《认知觉醒》的作者周岭说,有效学习的关键是保持极度专注,而非一味比拼毅力和耐心。但要保持这种专注状态,需要足够的精力。而精力就像一桶水,用一点就会少一点。当精力消耗到一定程度,注意力就会开始分散,思维也变得迟缓。

研究表明,争分夺秒的持续刻苦学习者,他们的精力总量是一条持续下降的曲线,当精力消耗到70%以下水平时,注意力就开始不自觉地涣散,思维速度放缓;如果精力继续消耗,学习效率就会进一步降低,很容易出现分心走神的情况。

反观那些轻松的学霸,他们学习时从不过度消耗自己,只要感到精力不足,就停下来主动休息,这反而使他们的精力桶的水位得到快速回升。他们的精力曲线呈波浪状,这种循环能使他们的精力水平一直保持在高位。

如果我们把精力水平高于70%的区域视为高效学习区,那么对比二者不难发现,轻松者比刻苦者的高效学习区要大得多,如图6-1所示。

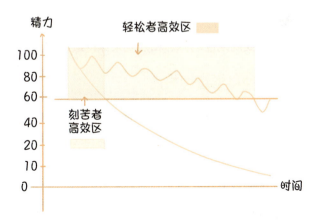

图6-1 刻苦者和轻松者的精力变化曲线

因此，我们可以看到，取胜的关键是谁能够长时间地专注于学习，而不是靠"头悬梁、锥刺股"的意志力来苦苦支撑。

★ 大脑的工作机制与专注力的秘密

为何长时间学习反而会降低学习效率呢？我们从大脑的工作机制来解析这个问题。

首先，大脑是由 1000 亿个神经元构成的复杂网络，这些神经元之间通过突触传递信息。当我们持续开展认知活动时，如学习或解决问题，这些神经元会持续放电，消耗大量的能量。如果没有适当的休息，这些神经元可能会因为过度疲劳而降低工作效率，从而影响我们的专注力和学习能力。

其次，大脑具有可塑性，需要经历一个"刺激—恢复—再刺激"的循环。长时间连续学习会打破这个循环，使得大脑没有足够的恢复时间，从而影响其可塑性。

此外，大脑的专注力和工作效率与其内部的神经递质水平密切相关。例如，多巴胺、去甲肾上腺素等神经递质在维持我们的注意力和动机方面起着关键作用。长时间连续学习会导致这些神经递质的过度消耗，从而降低我们的专注力。

因此，大脑需要周期性的休息和恢复来保持最佳的工作状态。

★ 精力的 4 种科学管理方法

作为家长，我们可以从以下 4 方面来引导孩子进行科学的精力管理，如图 6-2 所示。

1. 主动休息让大脑恢复活力

那应该如何破解努力却低效的难题呢？答案就是主动休息。

学习的时候 100% 投入，休息的时候就尽情放松。按照极度专注 + 主动休息的科学模式进行，当精力充沛的时候，就全神贯注学习，不要等到已经困得不行,或是分心走神了,还要强撑内耗。当感觉到有些累的时候就主动停下来,喝水、上厕所,做个操,哪怕就5分钟时间,也能让大脑更加清醒。

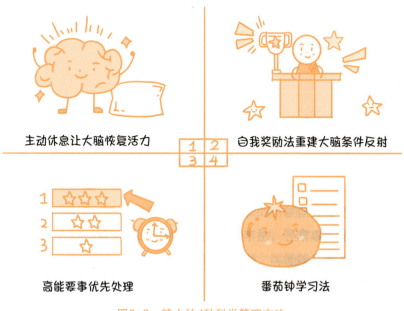

图6-2 精力的4种科学管理方法

大脑喜欢"好感觉",多样化的刺激方式可以让大脑分泌多巴胺,保持活力。人的感官有视觉、听觉、味觉、嗅觉、触觉等,可以通过不同的方式刺激不同脑区,例如写作业累了就听听音乐,逗逗小宠物,闻一闻花香或精油,或是弹奏一段钢琴,去走廊跳跳绳也可以。

2. 自我奖励法重建大脑条件反射

逆袭考上耶鲁大学的"'90后'国民学长"李柘远表示,自己一直有意识地设置"自我奖励",督促自己继续专注地学习。

第一步:快速评估即将开始的学习任务是否有较高的"畏难系

数"，比如不喜欢，或容易开小差。

第二步：根据个人喜好，提前设置奖励。比如自己喜欢吃巧克力蛋糕，就在开始学习前买一块，切成几等份，放在不远处的茶几上。

第三步：在"奖赏"的激励下开始学习，完成一个番茄钟区间，就在休息间隙吃切好的×分之一蛋糕，然后回到书桌继续学习；经过第二个番茄钟区间后，再获准自己吃×分之一蛋糕，直到学习任务完成。

这种自我奖励可以有效重建大脑条件反射——我只要专注完成这部分功课，就会得到一个奖励，这样学习就变成了有奔头和有甜头的事情，美好的条件反射可以提高学习的专注力。

3. 高能要事优先处理

美国行为学专家丹·艾瑞里的研究显示：我们每天只有 2～2.5 小时的效率高峰期，通常是在醒后的几小时，这是你拉开与他人差距的最宝贵时间。获得成功的高效能人士，往往非常注重时间的利用，优先处理高能要事。比如文坛巨匠村上春树，他从 33 岁起，坚持每天凌晨 4 点起床，写作 4 小时，再跑步 10 公里的习惯。

每个人都有自己的精力高峰期和低谷期，要在精力最好的时候处理一些难题。哪怕都是学习任务，也要有先后顺序，优先安排最需要耗费精力的科目。

一个家长咨询，孩子在读高中，写作业总是到半夜 1 点多，她非常喜欢英语，也是英语课代表，所以总是优先写英语作业，而她的数学学得不太好，而且她也不喜欢，于是就拖到最后写，有时一个题冥思苦想做不出来，干脆就上网聊天放松，这样一来时间越拖越晚。我建议这个孩子调整写作业顺序，不会的数学题可以在学校请教老师和同学，回来吃饭休息后，在精力最好的时候先做数学，英语用作调剂放松时的安排。通过调整做作业的优先顺序，孩子提升了学习效率，缩短了写作业的时间。

4. 番茄钟学习法

番茄钟学习法是一种学习策略，其核心是将学习时间划分为若干个番茄时段，每个时段 25 分钟，中间有短暂的休息（通常为 5 分钟）。

以下是使用番茄钟学习法的要点：

（1）设定学习目标和计划：在开始学习之前，需要明确学习目标和计划，并估计完成该任务所需的番茄钟数量。

（2）开始学习：在每个番茄钟内，都要全神贯注地学习，避免分心和中断。可以使用一些工具来帮助自己计时和集中注意力。

（3）记录和评估：在每个番茄钟结束后，记录下该时段的学习成果和感受，以便后续的评估和改进。同时，对学习进度进行跟踪和调整。

（4）休息：在每个番茄钟结束后，通过短暂的休息让身体和大脑放松，以便更好地进入下一个时段的学习。每完成四个番茄时间后，要进行一次长时间休息，通常为 15～30 分钟。

当然，25 分钟只是一个参考标准，可以根据孩子的情况灵活调整。如果孩子年龄比较小，只能集中注意力 15 分钟，甚至 10 分钟，就把时间调短一点。高效的 10 分钟，比半小时的磨洋工更有用。

如果时间到了任务没完成怎么办？我的建议是停下来，过 5 分钟再继续另一个番茄钟时间。因为我自己就试过，我觉得自己精力尚好，就连续工作 1 小时甚至更多，结果后面实际上已经注意力涣散，不自觉地开始浏览网页、刷手机，而且肩颈酸痛、眼睛难受，需要花更多时间来恢复，得不偿失。

因此，只要到达了自己的疲劳边缘，就主动停止，这是让精力保持高位的关键点。

亲子练习：精力蓄电池

我们的精力如同一块蓄电池，在不同时间段和情况下电量不同。如表 6-1 所示，我们可以访谈一下孩子，看他每天精力最好、电池电量高是什么时候，可以做哪些事情；中等电量是什么时间，可以做什么；电量不足的时候，可以做哪些事情。我们自己也可以反思一下，哪些时候我们电量不足，这时我们可以做什么让自己充电。只有照顾好自己，才能更好地投入学习和工作中。

表 6-1　精力蓄电池亲子练习

精力电池量	时间	我会做什么
高电量（75%～100%）		
中等电量（50%～75%）		
较低电量（25%～50%）		
电量不足（25%以下）		

脑科学加油站

专注模式和发散模式

最近的脑科学研究表明，大脑中有两种思维模式，即专注模式和发散模式。这两种模式对学习都必不可少。在专注模式下，学习是集中注意力，不断巩固已经掌握的基础知识，就像聚焦的激光灯的光束；

与专注模式不同，发散模式会让大脑的不同区域得到相互联结的机会，并且反馈给我们宝贵的灵感。当我们学习一个全新的概念，或者要解决一个陌生问题时，发散模式往往会发挥更大的作用，这就好像起到了一个"广角的光源"（的作用），光柱会分散，照亮的范围更广，但各处的光强都会降低。人的大脑就会不断在这两种模式中切换进行。而发散模式，大多数情况下，是我们在放松的状态下可以达成的。所以，对于孩子来讲，有张有弛是很好的一个节奏。

——芭芭拉·奥克利《学习之道》

6.2 保护心智带宽,提升写作业专注力

在孩子的学习过程中,我们经常会发现他们很容易分心,难以长时间专注于学习任务。

小伟每次写作业总是无法集中精力,写数学的时候会突然想起美术课要带彩笔和卡纸,赶紧放下作业去找。好不容易翻箱倒柜找到了,坐下来又发现有些渴了,然后去喝了点水。坐下来刚写了一道题,突然有些想上厕所。等上完厕所回来,他发现接下来这题有些难,不太会,想着先课外阅读吧,于是拿起一本课外书看得忘乎所以。等他觉醒过来,已经快九点了,赶紧写语文作业,可这时他脑子里又有无数杂念冒出来:"明天英语要单词听写,还没背呢!老师说了明天有公开课要穿白衬衣,白衬衣放哪儿了……"他做作业很慢,经常不得不熬夜完成。

和小伟情况类似,一些小学生的家长会发现,孩子写作业的时候一会儿玩铅笔,一会儿画画,一会儿看窗外,作业完成得既慢又草率。我在做青少年学习力辅导的时候,一些中学生都说自己管不住自己,容易分心,有时候就忍不住玩手机,打游戏、聊天、看小说。特别是考试前,觉得自己有很多要复习的,很多任务都想完成,又焦虑,又管不住自己,特别烦恼,有时候干脆躺平。

★ 心智带宽对专注力的影响

什么是心智带宽呢?

心智带宽是指大脑在单位时间内能够处理的有效信息量,它类

似于计算机中的带宽概念,但更多地关注于认知层面的资源分配和利用。心智带宽支撑着人的认知力、行动力和自控力,影响着我们在面对复杂任务和挑战时的表现。同样,当我们处理任务时,需要占用一定的心智带宽。如果同时处理的任务多,脑子里有太多的想法,心智宽带就降低了,会影响作业效率。

我们自己也会有这样的感觉。如果同时面临很多任务,脑海里的想法、念头过多,容易焦躁、缺乏耐心,反而会缺乏行动力和自控力,只会在焦虑和痛苦中彷徨,不能专心做好眼前的事情,这就是心智带宽降低的表现。

★ 保持良好的心智带宽

如何保持良好的心智带宽呢?我们可以教孩子尝试以下方法,如图6-3所示。

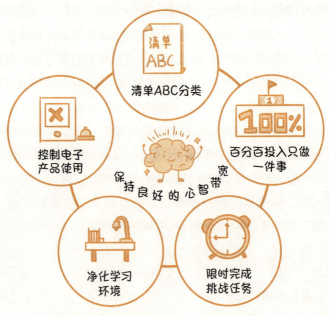

图6-3 保持良好的心智带宽方法

★ ABC 任务清单法

当脑子里有很多待办事项和念头的时候，可以用以下方式（如图 6-4 所示）来处理。

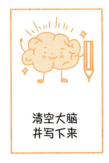 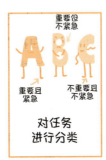 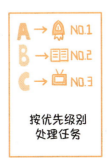

图6-4　ABC任务清单法

1. 清空大脑并写下来

把大脑中所有的念头和待办事项全部写下来，释放大脑的内存空间。以小伟为例，他坐下来写作业时脑子里的念头有：写语文作业，找美术课的彩笔和卡纸，写数学作业，英语单词听写，喝水，上厕所，课外阅读，和同学一起出去玩，看电视，等等。将这些事项全部写下来，形成一个任务清单。

2. 对任务进行分类

根据 ABC 时间管理法，我们可以将这些任务分为三类：

A 类任务：非常重要且紧急的任务，需要立即处理。例如写数学和语文作业，准备明天的英语单词听写。

B 类任务：重要但不紧急的任务，可以安排计划去做。例如课外阅读，准备公开课穿的白衬衣。

C 类任务：不重要且不紧急的任务，可以暂时放置一旁或者委托他人去做。例如找美术课的彩笔和卡纸，和同学一起出去玩，看电视等。

3. 按优先级别处理任务

首先处理 A 类任务。对于小伟来说，他应该首先集中精力完成作业，特别是那些第二天需要提交或者老师会检查的作业。这样可以确保他的学业不受影响，同时也能减轻他的心理压力。

其次规划 B 类任务。小伟可以在完成作业后，安排时间进行课外阅读，并提前准备好公开课所需的白衬衣，找美术课的彩笔和卡纸等，这样他就可以避免在写作业时被这些琐事打扰。

最后考虑 C 类任务。和同学一起出去玩、看电视等活动，可以在完成作业和课外阅读等任务后进行。

通过这样的分类和处理，小伟可以更有效地管理他的时间和注意力，提高学习效率，同时也不忽视自己的娱乐和社交需求。他不仅能够在规定的时间内完成作业，还有足够的时间进行其他活动，实现学习和生活的平衡。

记得完成一项任务，在任务后面打个钩，这样就能清楚地知道自己完成了哪些，更加有成就感。

★ 用百分之百的精力做好一件事

冬奥会冠军谷爱凌不仅是体育运动中的世界冠军，而且还是一名学霸，她提前一年完成高中学业，并以优异的成绩被斯坦福大学录取。她成功的秘诀就是"百分之百的投入"。

谷爱凌夺冠后在接受采访时曾说："我就是用百分之百的精力全力以赴去做；我要是想做作业的话，就不玩手机，不想其他，用百分之百的精力去学习，这样就能在学校得到最好的成绩；然后用百分之百的精力去滑雪，这样我也能滑到最好的成绩。"

我们也要让孩子在学习的时候集中精力好好学，玩的时候痛痛快快尽情玩。在一段时间内集中精力做一件事。比如在这 30 分钟专心打球，下一个 30 分钟专心阅读。刚开始，家长可以和孩子一起，设定时间，全身心投入打一场羽毛球，全身心投入看一本书。孩子做得好，及时给予正向反馈。

刚开始，从孩子感兴趣的开始，比如孩子喜欢阅读探案故事，就一起看《福尔摩斯探案》，并且讨论分享里面的情节。孩子喜欢打篮球，就陪他一起流汗。总之，当孩子养成了凡事专注的好习惯，就可以迁移到学习中去。

★ 限时完成挑战任务

很多运动员在比赛时可以充分激发潜能，打破世界纪录。因为比赛会让人集中精力和最大限度发挥实力。

研究表明，适当的紧张有利于提高专注力。不能过度紧张，也不能过度放松。一般，孩子在考试时注意力往往会比平时写作业的时候更集中，准确度也会比写作业要高一些。因为考试会有分数，老师会有评价，所以孩子会重视起来。因此，别管他平时作业写得认不认真，他考试的时候都是竭尽全力的。

孩子特别喜欢有挑战性的任务，比如在日常玩的"限时寻宝""拯救国王"游戏中，他们通常都是专注力集中，眼疾手快的。在考试时，孩子们往往也能集中注意力迅速答题。适度的紧张，可以让孩子更加集中注意力。在日常做作业时，可以限定时间，让孩子在一定的时间内完成挑战任务。比如，10分钟内挑战100道口算题；15分钟完成10个生字，每个字抄写3遍的任务；10分钟完成一篇阅读理解；10分钟背诵一首诗或一段文章。

给孩子设定相应的时间和任务，最好在5～15分钟就能完成。时间越短，孩子的专注力越好，越能坚持。如果是需要40～60分钟才能完成的"大任务"，比如做一套试卷，或完成一篇作文，建议一周安排一两次就可以。

注意按照孩子的实际水平设定任务，刚开始最好能让他们比较轻松地完成，然后一点点增加难度，直到稍微努力一下就可以成功的程度，这样孩子更有成就感。

利用好计时工具。当孩子完成挑战，可以击掌庆祝，把挑战完成的时间记录下来。完成学习任务后，就可以自由安排喜欢的事情了。

★ 净化学习环境

孩子的注意力很容易分散，有的家长将孩子的书桌布置得特别精致，各种文具、课外书、摆件、iPad、乐高玩具都摆放在漂亮的书架上，并且装饰了孩子喜欢的各种图案。

孩子坐在这样的书桌旁，往往东摸摸、西看看，半天都在摆弄自己喜欢的小玩具。这种看起来非常精致的书桌布置会偷走孩子的专注力。

要把学习区和娱乐区严格区分开，学习区不能摆放任何玩具，而且也不要用带卡通玩具的笔、可以玩魔术的磁力橡皮、有彩色水流动的尺子等来写作业。这些都是"伪文具"，实际是玩具。孩子在写作业时很容易摆弄这些小玩意，注意力都被分散了。

家长和孩子约定好，这些等写完作业后，可以用来玩耍和画画。

★ 控制电子产品使用

有些孩子喜欢用手机或电脑打游戏，这些游戏通过绚丽的画面、有趣的声音和诱人的奖励吸引孩子的注意力。当孩子习惯了快节奏、强烈刺激的电子产品，习惯了这种被动接受方式和碎片化的注意力集中模式，在学习上他们就无法集中精神、难以安坐。

保护孩子的专注力，就要跟孩子做好约定。

（1）约定好手机等电子产品的使用原则，主要用来查找资料和学习工具，娱乐放松尽量选择户外活动，保护视力。

（2）约定好电子产品的使用时间，如果是看电视或玩游戏，控制在每天 30 分钟以内，或者平时不玩，周末才可以玩，每天控制在 1 小时以内。如果没有按照约定执行，就扣减或取消之后的娱乐时间。

（3）限定功能，降低干扰。孩子使用手机、iPad 等上网课、查资料时，可以开启青少年模式，约定上课时关闭聊天和娱乐软件，并开启勿扰模式。这样孩子就不会受到新消息提醒的干扰。如果有电话手表，也可以在学习时把手表调成上课禁用模式，专心学习，休息时再回消息。

亲子练习：ABC 任务管理法

1. 写下今天所有任务和待办事项。
2. 把事项按照重要紧急程度进行 ABC 分类。
3. 按照优先顺序来完成任务，做完一项打个钩。

脑科学加油站

心智带宽

所谓心智带宽，就是心智的容量，它支撑着人的认知力、行动力和自控力。可以理解为我们的心智资源，就像手机的内存一样，是有限的。如果手机后台运行软件过多，就会发生卡顿，导致电量消耗过快，甚至系统崩溃。

虽然心智带宽不是一个具体的脑区或神经结构，但它与大脑多个区域的协同工作密切相关。特别是前额叶皮层、顶叶、基底核等区域，在心智带宽的调节和利用中起着重要作用。这些区域通过神经递质、神经纤维等连接，形成一个复杂的神经网络，共同支持着我们的认知功能和行为表现。

心智带宽受到多种因素的影响，包括生理因素、心理因素和环境因素等。情绪状态、动机水平、注意力集中程度等心理因素对心智带宽有显著影响。积极的情绪状态和强烈的动机有助于提高心智带宽的利用率，而分散的注意力则会降低心智带宽的有效性。

6.3 用好四种方法，训练超强专注力

关于孩子的专注力，很多家长很困惑，经常问我这个问题："我家孩子上课的时候容易走神，写作业也坐不住，经常东张西望。但是，孩子玩喜欢的玩具，或看电视、打游戏时，可以坐很久，有时1个多小时。那这个算不算专注力缺乏呢？"

专家通过多年的研究和观察发现，孩子的注意力和大脑的关系非常密切，有注意力困扰的孩子有一个非常显著的特征就是他的自我控制能力和自我管理能力都比较差，而这些能力和大脑功能息息相关。实际上，注意力不集中的孩子本身的智力是没有任何问题的，注意力水平可以通过后天训练提高。

★ 专注力指的是"有意注意"

首先，要理解专注力并不仅仅表现在能够长时间坐着不动，而是指在执行任务或活动时能够持续集中注意力。一般而言，我们所说的专注力指的是"有意注意"，即自觉地、有预定目的地注意，它往往需要一定的努力。例如，人要积极观察某种事物或是完成某项任务，往往以有意注意为主。比如，写作业、听课，就需要调动有意注意能力。

无意注意是指事先没有预定目的，也无须意志努力的注意。看电视这一行为通常更倾向于无意注意。观众通常是被电视节目的内容、画面、声音等自动吸引，而不需要特意去集中注意力。

以下是正常孩子专注于各种学习的时间，家长对照比较，就可以

初步判断自己孩子的注意力是不是有问题。

2～3岁的孩子专注力时间为10～12分钟。

5～6岁的孩子专注力时间为12～15分钟。

7～10岁的孩子专注力时间为20分钟。

10～12岁的孩子专注力时间为25分钟，

12岁以上的孩子专注力时间为30分钟。

★专注力的四个维度

孩子的专注力有以下四个维度：

第一个维度：专注力的持久性

指的是能否在一段时间内稳定地把自己的注意力集中在一定的东西或者事情上面。

如果孩子专注力的持久性比较差，上课的时候就会很容易走神溜号，写作业的时候比较磨蹭拖沓，总要慢半拍，经常事情做一半就放弃不管。如果出现上述情况，排除智力问题，可能就是因为孩子专注力的持久性比较低。

第二个维度：专注力的分配

有的孩子可以一边写作业一边听歌曲，这就是专注力分配的体现。在课堂上，孩子需要边听课边做笔记。如果只顾着记笔记，老师讲的内容没听到，或是只顾听讲，一点儿笔记都不做，这都是专注力分配的问题。

如果孩子的专注力不能够很好地分配，那么他有可能不会很高效地一边听课一边做笔记，他的学习效率必然会受到影响。

第三个维度：专注力的转移

专注力的转移主要是指能够主动地、有目的地将注意力从一个东西（人、事）调整到另一个东西（人、事）上面。

上课铃声响起以后，有的孩子迅速进入学习状态，有的孩子坐下来还在想着刚才课间讲的笑话。上语文课了，有的孩子脑子里还在想着上节课的数学题不会，不同学科之间切换慢。这些都是专注力转移能力弱的表现。

第四个维度：专注力的广度

就是说在所专注的事情上，一瞬间能清楚地觉察和认识的数量。比方说，扫一眼电话号码能注意到几个数字。科学研究发现，在一秒钟之内，一般人能注意到4～6个相互间有联系的字母，5～7个相互间没有联系的数字，3～4个相互间没有联系的几何图形。

在专注力的广度上存在问题的孩子，阅读时容易错字漏行，考试时容易漏题。

我们可以根据这四个维度看看自己孩子哪些方面比较强，哪些方面比较弱，从而进行针对性训练。

★ 四种专注力训练的方法

人的专注力如同加速运动的物体。专注力训练可以让孩子的各项基本能力得到提升，包括记忆力、反应力、空间力、思维力、情绪力等。

接下来我给大家介绍专家们普遍推荐的专注力训练方法，简单有效，在家就可以给孩子做。

第一种：舒尔特方格法

舒尔特方格训练法是世界上最专业、最普及、最简略的专注力训练法，普遍应用于飞行员和航天员的训练，也是学生提高注意力的有效训练法。需要的材料简单得不可思议，只要能够坚持一段时间，注意力就能产生质的提升。

在纸上画5乘以5的25个方格，格子内任意填写1～25共25个数字（每个数字仅出现1次），如图6-5所示。训练时，让孩子用手指按1～25的顺序依次指出其位置，同时诵读出声，父母可以在一旁记录所用时间。数完25个数字所用时间越短，说明专注力水平越高。

以 7~12 岁年龄组为例，用时 26 秒以下为优秀，用时 26~49 秒属于正常水平，用时 50 秒以上则说明注意力很难集中。练习刚开始，达不到标准是非常正常的，切莫急躁。

练习的时间越长，完成任务所需的时间就越短。随着练习的深入，眼球的末梢视觉能力提高，初学者可以有效地拓展视幅，加快阅读节奏，锻炼眼睛快速认读，进入提高阶段之后，同时还能拓展纵横视幅，达到一目十行、一目一页的效果。

我发现儿子的专注力比较差，做作业老是爱东张西望、发呆、出现漏题现象，于是就在写作业前先让他练习舒尔特方格，写作业速度提高了一些。

每看完一个表，眼睛稍做休息，或闭目，或做眼保健操，不要过分疲劳；练习初期不考虑记忆因素，每天看 10 个表。为了调动孩子的积极性，可以调动家人一起玩，打比赛。也可以玩各种不同的方格，比如 3×3，4×4，5×5，7×7，还有一些异形的表格，孩子玩起来可能会更有兴趣。

6	11	21	18	9
14	1	5	16	25
8	22	13	24	7
17	10	23	2	20
3	15	19	4	12

图6-5　舒尔特方格

第二种：正念冥想法

斯坦福大学心理学家凯利·麦格尼格尔教授的《自控力》一书提到，在有关大脑的科学实验中发现，冥想时血液会大量流入前额叶皮质。前额叶皮质主管的是自控力与专注力，通过冥想可以像锻炼肌肉一样锻炼前额叶皮质，最终达到提升自控力和专注力的目的。

研究表明，冥想可以增强认知控制能力，比如增强持续注意力、信息处理速度、工作记忆能力。还有研究表明，冥想甚至能够使学生的 GRE 考试成绩提高。

适合儿童的正念冥想方式：

（1）**静坐正念冥想**：选择一个安静舒适的环境，让孩子坐直，双脚平放在地板或床上，双手放在膝盖上。引导孩子缓慢舒适地呼吸，并尝试专注于呼吸的感觉。当发觉自己走神时，轻轻将其带回呼吸上。

（2）**呼吸正念冥想练习**：挑选孩子喜欢的毛绒玩具，与孩子一起躺在地板上，将毛绒玩具放在孩子的肚子上。指导孩子深呼吸，同时感受肚子上毛绒玩具的起伏，这有助于孩子学会自我安抚，保持更稳定的情绪和更好的专注力。

（3）**步行正念冥想**：在户外或室内安全的环境中步行冥想。引导孩子慢慢地走，并专注于走路时的每一个细微动作，如膝盖的弯曲、脚接触地面的感觉等。

（4）**冻结正念冥想练习**：放点音乐，让孩子跳舞或活动起来。几分钟后，喊"冻结！"指示孩子保持完全静止。冻结持续一分钟左右，然后音乐恢复。一开始冻结的时间短一点，慢慢延长。

第三种：运动训练法

清华大学脑与智能实验前顾问杨滢博士在《让孩子受益一生的大脑开发课》中表示，调节大脑注意力的方法有许多，比如心智工具、冥想、认知训练、接近大自然、治疗多动症的药物、体育运动、神经反馈与脑机接口等，其中的大部分是现象级证据或假说级证据，目前唯一具有治疗级别价值的提高注意力的方法就是体育运动。

实验发现，高体能体力的孩子对电话和音乐等分散注意力的干扰项的抵抗力很强，而低体能体力的孩子对电话和音乐等声音的干扰的抵抗力较弱。

哈佛大学医学院副教授约翰·瑞迪在《运动改变大脑》一书中提出了一个非常重要的概念叫 BDNF（脑源性神经营养因子），你可以把它理解为大脑当中的肥料，就是给我们的大脑提供营养的物质。BDNF 促使大脑神经元之间的连接和活跃程度，以及它的膨胀程度。而运动则能促进神经元连接，让大脑更灵活。

德国人做的一项研究发现，经过一个相对高强度的运动之后，再来背单词，效能提高了 20%。当你的身体活跃起来以后，你的大脑也紧跟着活跃起来。

最佳的运动计划是有氧运动和复杂运动结合，跑步、游泳、篮球、乒乓球、足球、网球、瑜伽、舞蹈等运动，可以调动全身肌肉运动，促进产生多巴胺，让孩子们带着愉快的心情去写作业，专注力会更好，效率也会提高。

第四种：游戏训练法

推荐三种游戏训练方法，和孩子一起通过玩游戏增强专注力，如图 6-6 所示。

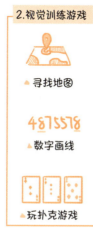
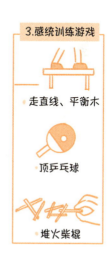

图 6-6　三种游戏训练法

听觉训练游戏：

1）反口令游戏

发出指令，孩子按相反的口令做动作。比如，家长发出指令"站起来"，孩子就要做出相反的反应，立马坐下。说"睁开眼睛"，就要闭上眼睛。说"举左手"，则要举右手。说"用右手摸左脚"，要用左手摸右脚。这个小游戏可以很好地锻炼孩子的听觉专注力和身体协调性。也可以由孩子发出指令，家长来做动作，孩子检查家长是否做错。

2）找故事的关键词

家长可以给孩子念一段故事，设定某一关键词，让孩子细心聆听家长所说的故事，指出关键字出现的次数。比如听到"小白兔"和大灰狼的故事，找找"小白兔"出现了多少次。

3）躲开"3"

从1开始数数，凡是和3有关的数字，3的倍数，都不能说出来，要用拍手表示。因为和3有关的数字出现频率高，一不小心就会中圈套，所以注意力必须得高度集中。

视觉训练游戏：

1）寻找地图

让孩子在地图上寻找一个不太熟悉的城市。可以先从简单的中国省份图开始训练，等孩子查找能力增强之后再用复杂的地图进行训练。

2）数字画线

家长在一张纸上写出几组数字，每组都是一连串的数字，一式两份，然后和孩子比赛，看谁先又快又好地做完。比如，写下数字4875578268681440826810374826857，要求:（1）在某个数字下画线，如画消"8"；（2）在两个相同的数字下画线；（3）在两两相邻，其和相加等于10的成对数字下画线等！

3）玩扑克游戏

取三张不同的牌（去掉花牌），随意排列于桌上，如从左到右依次是梅花2、黑桃3、方块5，选取一张要记住的牌，如梅花2，让孩子盯住这张牌，然后把三张牌倒扣在桌上，由家长随意更换三张牌的位置，让孩子报出梅花2在哪儿。如果猜对了，就胜，两人轮换做游戏。随着能力的提高，家长可以增加难度，如增加牌的数量、提高变换牌位置的速度。进一步锻炼孩子的注意力和快速反应能力。

感统训练游戏：

1）走直线、平衡木

让孩子先练习走直线，在直线中练习专注。等孩子熟悉后，再练习手拿着物品走直线，还可以脚尖接着脚跟，再到平衡木上行走。接着让孩子双手举直，或是双手拿着物品行走。在动态活动中，丢接球也要求专注力，不专心就接不到，或是被球砸到。

2）顶乒乓球

让孩子把球放在球拍上，顶住它不让它掉下来，绕桌子走一圈。大人可在旁边有意捣乱，比如拍手跺脚，大喊大叫，故意用语言刺激（"掉了！就要掉了！"）。但不能碰及孩子的身体。

3）堆火柴棍

家长把多根火柴棍随意搭在一起，让孩子小心翼翼地一根一根拿起来，力求做到每拿起一根时不触动其他的，数量由少到多逐渐加大难度。

亲子练习：专注力练习

1. 家长选择一到两种专注力游戏或练习对孩子进行训练，过一段时间再来评估孩子的专注力是否提升。比如每天练习5张舒尔特方格，记下最快速度是多少，平均速度是多少。坚持一个星期，看看速度是否会提升。坚持21天，看看有多少次破纪录。专注力训练就像肌肉锻炼，需要一段时间才会有效果。

2. 家长可以利用一些工具表格评估孩子的专注力情况。先对当前的情况进行评分，坚持训练一段时间后再测试评分。

> ### 基 底 核
>
> 基底核是一系列神经核团组成的功能整体，位于大脑半球深部，埋藏在白质内，靠近大脑基底部，与大脑皮质、丘脑和脑干紧密相连。
>
> 人的大脑基底核包括纹状体、苍白球、黑质、丘脑下核、尾状核、豆状核、屏状核、杏仁核等部分。它是大脑中负责多种重要功能的关键结构之一，主要负责调节自主运动，参与情感、记忆、奖励、学习等高级认知功能。例如，杏仁核在情绪调节和学习记忆中发挥重要作用；黑质则与多巴胺的合成和传递密切相关，影响奖励学习和动机行为。

6.4 科学睡眠，让学习效率翻倍

晓晓目前读小学五年级，作业经常做到晚上 11 点左右，第二天 7 点起床。有一次，他做作业做到凌晨 3 点，早上精神状态不好，学习效率也不高。晓晓妈妈表示，一直担忧孩子睡眠不足，因为达不到教育部"小学生每天睡眠时间应达到 10 小时"的睡眠标准。睡眠不足的情况下如何能够保证睡眠质量？如果作业没写完，到底是坚持完成作业，还是第二天再写？

随着学习压力增大，作业越来越多，学生睡眠不足的情况比较普遍。完成作业还是保证睡眠时间？如何才能科学睡眠，提升学习效率？这些成为家长关注的问题。

★ 关于作业与睡眠的抉择

完成作业是学生的基本任务，但是对于中小学生来说，身体健康和睡眠质量应该放在首位。睡眠不足不仅会导致注意力不集中等问题，更会影响到一个人的认知能力。到睡觉时间作业没写完，怎么办？

首先，建议找到孩子晚睡的原因。是因为作业太多，还是因为不会做，或是时间安排不合理？

其次，注意提高写作业效率。家长可以和孩子一起制订合理的学习计划，更早地开始写作业，分解作业任务，从而提前完成作业，保证睡眠时间。

最后，如果作业确实过多，可以考虑与老师协商，分阶段完成或调整作业量。如果孩子已经非常疲惫，可以先休息，第二天再早起完成作业。

因为现代神经科学告诉我们，睡眠是提升学习效率的重要环节，睡觉也是学习的一部分。

★ 为什么说睡觉也是学习的一部分？

在大多数人的认知中，学习通常与清醒时的努力和记忆相关联。然而，近年来的脑科学研究表明，睡眠在记忆中扮演着至关重要的角色，甚至可以说睡眠本身就是学习的一部分。

当我们在清醒状态下学习时，大脑会不断接收和处理新的信息。这些信息在初步加工后，被暂时存储在短期记忆中。然而，短期记忆的容量是有限的，而且这些信息很容易受到干扰而被遗忘。为了将这些信息转化为长期记忆，就需要一个巩固和整合的过程，这个过程主要发生在睡眠中。

睡眠让海马体——大脑中一个关键的记忆处理区域——有机会整理和加工新学到的知识。在睡眠过程中，海马体会将短期记忆中的信息转移到大脑皮层的其他区域，形成更加稳定和持久的神经连接。这样，当我们醒来后，这些知识就更容易被回忆起来，而且更加难以遗忘。

因此，从这个角度来看，睡眠实际上是一种"离线学习"的过程。它不仅能够巩固我们白天学到的知识，还能够促进创新思维，提高解决问题的能力。所以，对于孩子来说，保证充足的睡眠不仅是为了恢复体力，更是为了提高学习效率和记忆力。

★神奇的"记忆恢复"现象

大家在辅导孩子背课文或单词时，有没有和我一样，有过崩溃的时候？有一次，为了完成老师布置的精彩语句视频打卡作业，我儿子反复背了很多遍，仍然磕磕巴巴。然而，第二天却惊讶地发现：儿子居然能一字差不差地背出来。为什么反复背诵记不住，睡了一觉反而就记住了？

日本脑科学教授池谷浴二在《考试脑科学》一书中称这种现象为"记忆恢复"。原来，孩子睡觉的时候，大脑中的海马体会马不停蹄地工作，整理一天当中所学的东西。思路不通的时候，有时候睡一觉起来突然就开窍了，这就是大脑在睡眠期间自动强化信息的机制。

关于"记忆恢复现象"，贝克大学的瓦格纳博士还做过一项有趣的实验：向受试者展示一系列有规律的数字，然后让他们在空格中填入正确的数字。在前一晚，实验人员向受试者展示题目，然后分成两组，一组是睡眠充足的人，另一组是熬了整晚的人，并要求他们在第二天上午作答。另外，再让一组人早上看题，一整天不睡觉，傍晚作答。结果，睡眠充足组发现数字规律的正答率比其他人高了将近3倍。瓦格纳博士在结论中指出，大脑通过睡眠对记忆进行重构，进而提取知识并获取灵感。

犹太人认为学习就是好好睡觉，因此他们特别重视孩子的睡眠问题。睡眠给了海马体整理记忆的时间，充足睡眠的确很重要。

★按照睡眠周期睡眠

我曾经有这样的体会，有时想着多睡一会儿补个觉精神会好，结果早睡晚起，半天睡不着，第二天起来仍然昏昏沉沉，还不如睡得少一点精神好。这是怎么回事呢？原来，睡眠也是有周期的，要掌握节律科学睡眠。

一个完整的睡眠周期通常包括五个阶段，即入睡期、浅睡期、熟睡期、深睡期和快速眼动期（REM）。每个阶段在整晚的睡眠中都会循环出现，形成一个周期性的变化。而每个周期的长度大约为90分钟，一般成年人每夜通常有4～6个睡眠周期，如图6-7所示。如果在深睡期被闹钟强行叫醒，就会精神恍惚。

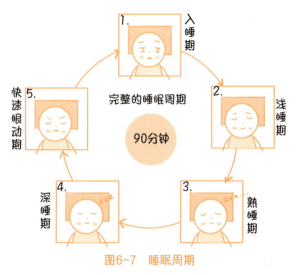

图6-7　睡眠周期

海马回的工作模式也是按照人的睡眠周期交替进行。特别是非快速眼动睡眠期是海马回工作效率最高的时段。为了不打扰海马回工作，科学家提倡整周期睡眠。即从入睡开始算，睡足5～6个周期，即7.5～9小时。这样有利于大脑整理记忆信息。

从起床时间倒推睡觉时间，比如要睡足9小时，7点起床，那么晚上10点睡觉是最合适的。

★黄金90分钟法则

黄金90分钟法则指的是，在睡眠开始的第一个90分钟内，人体会经历从浅睡期到深睡期的过渡，这个阶段对于整晚的睡眠质量起着至关重要的作用。如果能够在这个阶段进入深度睡眠状态，那么后续的睡眠质量也会相应提高。

你有没有发现，当到了固定时间，开始出现困意时，如果耽搁"过点"了，反而不困了，之后就很难进入深度睡眠状态，即使睡时间再长，也很难把精力补回来。

当孩子到了该洗漱睡觉的时间，可是作业还没做完怎么办？遇到这样的情况，应区分对待。如果孩子精神非常好，剩下的作业几分钟就可以做完，就征求孩子意见，看要不要做完了再睡。如果孩子精神不太好，哈欠连天，建议第二天早点起来再做，实在做不完就跟老师沟通，第二天再补。

我曾经试过，当孩子已经比较困的时候做题目，有时候讲一道题半天没什么反应，或是看着题目发呆，效率非常低。这时候不如赶紧洗洗睡了，说不定第二天早上这题就会了。

★ 睡前一两个小时是记忆黄金期

最佳的记忆时间到底是早上还是晚上？研究者做过相关实验，将参与者分为两组，让他们分别在早上9点和晚上9点学习，然后进行测试，比较2个小组的遗忘速度。测试时间分别为马上、12小时后、24小时后。

结果发现，早上9点学习者，晚上9点记忆力大幅下降，睡了一觉之后有所回升；而晚上9点学习者在第一次测试后立刻睡觉，第二天早上9点测试分数明显提高，到晚上也没有多少下降。看来，晚上学习记忆比早上学习记忆效果好。

对于人脑而言，睡觉前的一到两个小时是记忆的黄金时间。然而，现在孩子学习压力大，几乎从早到晚都在学习，怎样把握脑科学的规律，提高学习效率呢？

脑科学专家建议，睡觉前非常适合学习那些需要记忆的科目，比如背诵英语单词，记忆地理、历史、生物等，上午是一天中最清醒的时间，用来学习对逻辑思维要求比较高的科目，比如数学、语文、物理、化学比较好。

★斯坦福高效睡眠法

斯坦福大学睡眠研究所被称为"世界第一睡眠研究机构"，该所的睡眠专家研究表明，体温和大脑是睡眠的"开关"，快速入睡需要注意以下几点。

（1）清醒状态时的体温比睡觉时的体温高2℃。睡觉时体温会下降，内脏、肌肉、大脑都进入休息状态。因此，让自己顺利入睡的关键，就在于缩小体内温度和体表温度之间的差值。如果在40℃的洗澡水中泡15分钟之后，体内温度会上升约0.5℃。需要用90分钟的时间，才能恢复到之前的水平，因此入睡前90分钟洗好澡，然后让体内温度开始下降，与体表温度之间的差距不断缩小，最后就能顺利地入睡。低于40℃和15分钟的沐浴，则用时较短。足浴具有惊人的散热能力，改善脚部的血液循环，散热效果好，花费时间短，有利于睡眠。

（2）注意单调法则。睡前不要给大脑过多刺激，例如刷短视频、打游戏。智能手机和电脑显示屏中发出的蓝光不利于睡眠。可以听一些单调的声音，例如单口相声、单调的音乐等。

（3）保持合适的入睡温度。温度过高不利于排汗，温度稍低容易入睡，但是温度过低容易感冒。研究表明，房间温度在20℃～25℃时，身体感觉最舒服，最适合入睡。

（4）在固定的时间上床入睡。即使第二天必须早起也不要勉强自己，仍然按平常的时间入睡。

家长可以这样做：

家长可以运用以下科学高效睡眠法（如图6-8所示），让孩子能

量满满,高效学习:

1. 把握"黄金90分钟"的深度睡眠。发现孩子打瞌睡,注意力不集中了,督促他尽快去睡觉,不要硬着头皮看书、刷题。

2. 维持固定的作息时间。哪怕是周末、节假日,也要避免熬夜或晚起,不要打破作息规律。

3. 睡前是记忆的黄金期,睡前1~2小时适合记忆,例如背英语单词、背课文,利用睡眠再巩固整理。

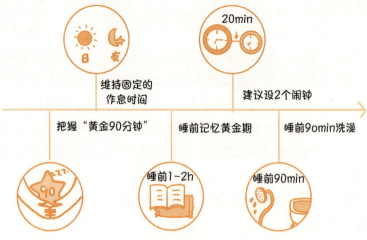

图6-8 科学高效睡眠法

4. 多数孩子第一次闹钟响起都不会立即起来,建议设定两个闹钟,时间间隔20分钟,这是因为再次入睡后的10分钟以内仍属于快速眼动睡眠期,如果此时被叫醒可能精力不佳。但20分钟左右已经进入非快速眼动睡眠期,此时叫醒精力较为充沛。

5. 入睡前90分钟洗澡或者用热水泡脚,不要玩手机避免蓝光刺激,可以听比较单调的音乐。

亲子练习:科学睡眠法

觉察和思考:我和孩子每天的作息规律如何?早上起床时神采奕

奕还是很困倦?根据睡眠周期、黄金90分钟法则、斯坦福高效睡眠法对照看看,哪些地方可以改进。

睡眠现状:
_____

改进方面:
_____

生物节律

孩子在什么时候学习效率高呢,白天还是晚上?

早鸟型孩子就像清晨的小鸟,早晨精神饱满,学习效率高,适合清晨学习。猫头鹰型孩子则夜晚更活跃,思维敏锐,适合晚上学习。

这跟每个人的生物节律有关。在人体内部,存在着各种呈周期性变化的节律,细胞都是按照规定时间来活动的。有的孩子习惯深夜背书,考试时就不得不调整为早鸟,这时很可能出现时差综合征,海马体中的细胞会一点点死亡,导致记忆力下降。

因此,为了取得更好的考试成绩,孩子们还是应该把学习状态好的时段调整到白天,保持充足的晚间睡眠,提高学习效率。

6.5
用脑科学原理,战胜拖延症

你也是重度拖延症患者吗?明明知道有一件重要的事要做,却不由地在心里说"等一下",然后刷刷手机、看看网页,或是处理其他事情,一直等到最后期限才加班加点完成。

小星就是特别爱拖延的孩子。每天放学后他会先去玩耍、看漫画书、玩游戏,作业总是等到不得不做时才开始,做起作业来也是慢慢悠悠,能拖就拖,有时趁着查资料就刷起视频来。经常第二天早上还在赶作业,考试之前发现很多知识没有复习,赶紧开"夜车"狂背,以免考试成绩太差被老师批评。他也很想改掉拖延的坏习惯,但好像大脑不受控制,经常不知不觉就偷懒拖延,让时间偷偷溜走。

为什么会这样?首先,我们要弄清楚大脑的结构和原理,再来看看如何对抗拖延。

★ 用大脑原理解释拖延症

诺贝尔奖获得者丹尼尔·卡尼曼在他的《思考,快与慢》一书里讲得很清楚,人的大脑有两个系统——系统1和系统2,如图6-9所示。

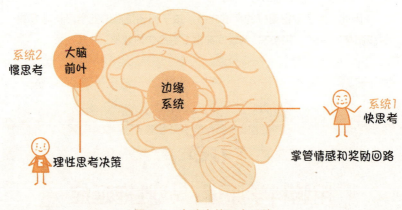

图6-9 大脑中的两个系统

系统1是与生存和繁殖相关的基本动物性系统,是直觉、本能或是下意识,它运行起来速度快,不怎么消耗脑力,不用意识控制,可以称为快思考。

从神经生物学角度讲，它的作用就是让你得到即时满足。从大脑结构来看，系统1主要在边缘系统，负责掌管情感调控和奖励回路，它帮助你节省能量，促使你吃喝玩乐，并且释放大量多巴胺，让你快乐得欲罢不能。

系统2是人类经过数百万年进化而产生的理性的思考决策系统，它主要位于大脑的前叶，有意识进行，需要保持足够的专注，主动控制，可以称为慢思考。它告诉我们人生要有目的，要有贡献，要做一些艰难的事情，要在最后期限（Deadline）之前交作业，等等。

想想看，你拖延的是什么？如果你喜欢美食，你吃饭会拖延吗？如果你喜欢社交，你会拖延好友的派对邀请吗？如果你喜欢追剧，你会拖延今晚播出的热播剧吗？

所以说，我们拖延的都是那些令我们得不到即时满足的，不那么愉悦的东西。比如明天要交的作业，下周要交的报告和论文，半年后要进行的研究生入学考试，相比刷短视频、玩游戏、品美食，这种即时满足和愉悦感，大脑需要耗费更多能量来完成。

当我们受本能的系统1控制时，就会变成贪图享乐、只顾眼前，因为无法控制自己而一事无成的人，我们的一生碌碌无为，常常陷入悔恨和自责。而理智的人，则要更多的毅力来对抗本能，启动系统2来理性思考。"停，我要停下刷手机，立即开始工作，做重要紧急的事情。"

TED演讲者蒂姆·厄本有一个著名的演讲，题为《在拖延症患者的大脑里》，生动地阐述了这个问题。他在演讲中说，拖延症患者的大脑住着三种角色：一个理性决策者，一个及时行乐的猴子，还有一个恐慌怪物，如图6-10所示。

一般情况下，在拖延症患者的大脑里，猴子（系统1）占据主导地位，而理性决策者（系统2）总是在一旁加重这位拖延症患者的后悔和自责的情绪。当快要到截止时间时，当职业出现危机时，恐慌怪兽醒来,把猴子吓跑了。这就解释了拖延症患者的很多奇葩行为,比如有时候整整半年或者一年都没法写出论文的第一句话,忽然一夜之间找到了灵感,两个通宵,把 90 页论文写了出来……

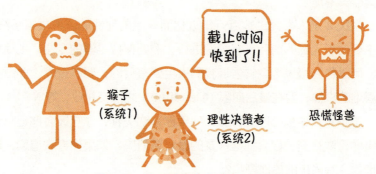

图6-10　拖延症患者大脑的三种角色

长期的拖延行为可能导致大脑中的神经连接模式发生改变,使得拖延成为一种习惯化的行为模式。另一方面,拖延也可能导致焦虑和压力的增加,进一步影响大脑的健康和功能。绝大多数拖延症患者常常陷入自责—拖延—罪恶感—再拖延的恶性循环中。此外,大脑奖赏系统的激活可能会被抑制,使得个体缺乏动力去开始任务。

因此,了解大脑在拖延时的神经活动机制,有助于我们更好地理解和应对拖延行为。通过训练大脑,增强前额叶皮层的控制能力,以及调整奖赏系统的激活水平,我们可以逐渐克服拖延,提高学习和工作效率。

★四种对抗拖延症的方法

孩子在学习上如果总是拖延,有什么好的方法呢?我从脑科学的角度给出四种有效对抗拖延症的方法,让孩子立即开始行动起来,如图 6-11 所示。

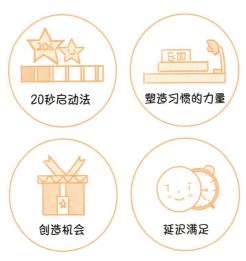

图6-11 对抗拖延症的方法

1. 20 秒启动法则

心理学家肖恩·埃科尔曾提出一个引人深思的 20 秒法则,他认为,如果某项活动的启动时间超过 20 秒,那么这项活动很可能难以启动;反之,如果能在 20 秒内迅速进入状态,那么后续的行动就会变得更加流畅。

这一法则在孩子的作业习惯培养上同样适用。我们只要能在 20 秒内让孩子头脑兴奋起来,马上动笔,那么整个学习过程将变得轻松又高效。

要实现这一目标,我们需要遵循两个核心原则:一是任务设置要小;二是启动能量要少。

首先,最小化任务拆分。面对大量的作业,孩子可能会感到无从下手,产生畏难情绪。这时,我们可以将作业任务拆分成更小的单元,比如先写一行字或先背诵一小段课文。这样的小目标更容易实现,能够迅速激发孩子的积极性,使他们愿意开始写作业。

一次,我儿子面露难色地说:"今天要背一篇课文,好难啊!"我说,没关系,咱们先读3遍再说。然后,从第一段开始背,第一段只有2句话。"先试试看,第一句你读几次能背会。"他读一遍立即就能背了。我立即夸奖他真厉害,记忆力很好,他很快就背完了第一段。后来我又鼓励他运用一些关键词记忆,一篇文章不一会儿就背会了。

其次,从最容易的任务开始,让大脑"预热"。有的家长希望孩子先做难的,"吃掉那只最丑的青蛙",担心孩子每次先做简单的,形成畏难情绪。其实,对孩子来说,从简单任务开始更容易获得成功的体验,增强自信心。

我们可以先看看孩子抄写的作业清单,然后问问孩子:"你想先做哪一项作业?"或是"你看看这些任务,哪一项对你来说是最容易的?"一般孩子会挑选他认为容易或喜欢的,比如语文朗读课文,或是数学口算。大脑进入兴奋状态之后,再投入难度较大的任务就不需要太多启动能量了。就如同冬天启动汽车时,需要点火等待一下。

之后,可以让孩子自主安排,决定是先做难的还是容易的作业。可以不同难度、不同学科交叉来做,让大脑张弛有度。总之,按照孩子喜欢的方式进行,让孩子带着愉悦的心情,先点火开始是最重要的。

2. 塑造习惯的力量

英国的培根在《人生论·论习惯》一书中说道:"习惯真是一种顽强而巨大的力量,它可以主宰人生。"习惯,仿佛有股无形的力量,引领我们自动、流畅地完成一系列任务。比如起床后自动开始刷牙洗脸。

其实,"习惯成自然"背后有坚实的神经学基础。一个新习惯的形成,实际上是在我们的大脑中构建一系列稳固的神经通路的过程。一旦这条通路稳固建立,只需启动其中的一件事,后续的一系列行为便会如多米诺骨牌般自然展开,无须过多能量的驱使便能轻松完成。这正是习惯的力量所在。

以跑步为例，一旦我们将其融入日常生活，形成稳定的习惯，那么每次启动时所需的能量便会大大减少，坚持下来也变得更加容易。同理，孩子的学习亦是如此。

我们应鼓励孩子们将写作业这一日常任务转化为一种自然而然的习惯，让他们在固定的时间、固定的地点，有规律地投入学习，从而培养他们的自律性，提升学习效率。

比如，放学后先吃水果、喝水，然后拿出书、本，准备铅笔、橡皮和尺子，再拿出作业清单本列清单，找出最简单的事情开始做，让这些行为成为一个有序的系列。这样就将学习的习惯保持在一个稳定的程序之上了，孩子的学习就会变得更加容易。

我们可以和孩子一起建立日常惯例表，把起床后、睡觉前、写作业的惯例都用图文结合的方式列出来，让孩子清楚地知道自己下一项该做什么。

3. 找到热爱，延迟满足

我们永远不会拖延自己喜爱的事情。能找到自己喜欢的事业并为之狂热，是最幸运的，也最容易成功的。如果能够让孩子真正发现学习的乐趣，他们也会孜孜不倦，绝不拖延。我认识一个孩子特别喜欢编程，他会在学校课间赶作业，回家立即写作业，就为了准时学习晚上的编程课。

如果孩子还没有建立对学习的热爱，就把孩子最喜欢的事情放在写作业之后，比如玩游戏、踢球，写完作业再让他做自己喜欢的事情，延迟满足孩子的热爱。先从较短的时间开始，即时奖励让大脑释放多巴胺。比如设定15分钟，这段时间要精神高度集中，一心一意学习。完成一项任务，奖励自己吃点喜欢的零食，看个视频休息一下。等适应了这个节奏，再逐步把时间延长到20分钟，25分钟。所有任务完成之后给自己大大的奖励，找好朋友快乐聚会，或是一起踢球、打游戏，岂不美哉？

4. 创造机会培养学习好感觉

创造机会，培养孩子对学习的好感觉，做自己比较喜欢的事情，就不会那么拖延了。比如欢欢不喜欢数学，欢欢妈妈就让她周末做一天小主人，给100元去超市购物，买全家晚餐的食材，要合理规划，能让全家人吃得饱。欢欢拿着钱非常开心，她精挑细选，还用上了超市的满减优惠和打折券，不仅买到了家人喜欢的食材，自己也挑选了喜欢的蛋糕和冰激凌，正好在预算内，花了99元，爸爸妈妈夸奖她非常能干。她觉得学好数学还是很有用的，能利用所学帮家人做事，很有价值感和成就感。

小雨平时不太喜欢学英语，尤其不喜欢记单词。有一次，她在电梯里遇到一个外国人，妈妈鼓励她用"Hello"跟老外礼貌性地打了个招呼，没想到外国人竟然非常热情地跟她聊起来，从简单的问候开始，到她的生活和学校情况，她和老外愉快地聊了一会儿天，虽然磕磕巴巴，可老外居然也能听懂，并夸赞她英语"Very good！"。小雨很开心，觉得自己学英语还是很有用处的，同时也发现自己词汇量和口语的不足，于是上英语课更用心了，认真背单词，希望下次有机会再找老外多聊聊。

家长可以这么做

1. 20秒启动法。将作业任务拆分成更小的单元，比如先写一行字或先背诵一小段课文。这样的小目标更容易实现，能够迅速激发孩子的积极性，使他们愿意开始写作业。从最容易的任务开始，让大脑"预热"。

2. 塑造习惯的力量。让孩子在固定的时间、固定的地点，以较为规律的方式投入学习，从而培养他们的自律性，提升学习效率。可以和孩子一起建立日常惯例表，把起床后、睡觉前、写作业的惯例都用图文结合的方式列出来，让孩子清楚地知道自己下一项该做什么。

3. 创造机会，培养对学习的好感觉。让孩子发现自己学习是非常有用的，找到学习的价值感和成就感。

4. 延迟满足。把孩子最喜欢的事情放在写作业后。痛快学习痛快玩，写完作业，做自己喜欢的事情。

亲子练习：不拖延习惯养成表

找出一个你希望改变的习惯，给自己设定一个20秒就能启动的小任务，如表6-2所示，妈妈不爱运动但是想减肥，那就每天跳操5分钟；孩子不爱读英语，那就每天读英语5分钟。可以和孩子一起，最好设定具体执行时间，一起来完成。坚持21天打卡，看看自己是否可以改掉拖延的坏习惯。

可以和孩子相互提醒监督，坚持一个星期，就奖励自己庆祝一下。治愈拖延症，从微习惯开始！

表6-2 不拖延习惯养成表

好习惯	周一	周二	周三	周四	周五	周六	周日
妈妈 每天跳操5分钟							
孩子 每天读英语5分钟							

脑科学加油站

大脑的"懒惰"本性

拖延症与大脑的"懒惰"本性有关。大脑天生倾向于节省能量，避免不必要的消耗。这种"懒惰"本性在拖延症中有所体现，因为推迟任务可以减少当前的认知负担和能量消耗。

高能耗是大脑"懒惰"的根本原因。尽管大脑仅占体重的2%，但它却消耗了人体总能量的20%左右，因此大脑倾向于自动化处理任务，以减少能耗。

大脑偏爱固定化的处理模式，倾向于避开全新的挑战或不熟悉的事物。这种倾向使人们更容易陷入拖延，因为新任务或挑战往往意味着额外的认知努力。因此，我们要用科学对抗大脑的懒惰本性，战胜拖延症。

后 记

李嘉诚先生曾说:"事业上再辉煌的成就,也无法填补教育子女失败的遗憾。"我亲历了两个孩子成长的点点滴滴,那份喜悦与艰辛交织的情感,让我深切地体会到:父母之爱,是一场关于爱与成长的无尽旅程,它要求我们不断学习,不断修炼。

在追随众多心理学与家庭教育专家脚步的过程中,我逐渐成长为一名受家长信赖的教育工作者。我怀揣着一份炽热的心愿,渴望将这束智慧之光传递给更多处在迷茫徘徊中的家长,让生命与生命相互照亮,让孩子们的学习之路变得轻松而高效,让每个家庭都洋溢着幸福和温馨。

这本书,既是我十几年养育子女和咨询实践经验的总结,也整合了我广泛涉猎的各流派心理学和教育学的知识,把深刻的心理学底层逻辑和脑科学原理,用浅显易懂的语言和可以落地的方法呈现出来,希望给家长们一些指导和帮助。

在此,我要向秋叶大叔致以深深的谢意,是他的悉心指导与宝贵建议,让我得以迅速明确选题,并与清华大学出版社结缘。秋叶团队的每一位成员,都以他们的专业和热情为我提供了无尽的支持,特别是雨潇编辑,她的耐心与细致,让我的书稿更加完善。同时,我也要感谢清华大学出版社的刘洋主任与宋亚敏编辑,他们对待稿件的严谨与专业,促使我不断精进。湘冉老师的插画,更是为本书增添了无限生机与趣味,能够让读者在轻松愉悦中汲取知识。

此外,我更要感谢我的家人,是他们默默无闻的支持与付出,让我得以安心创作。尤其是我的女儿与儿子,养育你们的过程也是我不断修炼和成长的过程,你们也为本书提供了丰富的案例故事。是你们的陪伴,让我不断反思与修正,也促使我不断学习和进步,最终呈现出这份心血之作。

最后,我要向所有支持我、信任我的读者朋友们表达最诚挚的感激。愿这本书能成为你们育儿路上的得力助手,让你们以更加科学的方法,引领孩子们走上轻松高效的学习之路。感谢你们的陪伴与支持,愿我们的努力,能为孩子们的成长撑起一片更加广阔的天空!

心怀感恩,携手前行!

附：脑科学学习地图

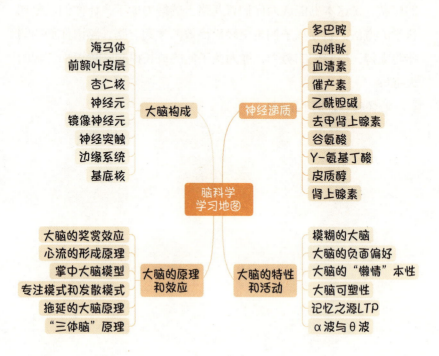